我的
糖尿病生活

本书作者的其他作品

弗洛朗丝·海因伯格（Florence Heimburger）

《心脏快车》，AMPHORA 出版社，2021.

《用科学揭穿 100 条假新闻》（合著：亚历山德琳·西瓦德 - 拉西奈 Alexandrine Civard-Racinais，亚历山大·马萨特 Alexandre Marsat），First 出版社，2021.

《越野跑指南》（合著：理疗师本杰明·拉特西米哈 Benjamin Ratsimihah），Larousse 出版社，2021.

《睡眠就是健康》，Prat 出版社，2021.

《我的健康绿色手册》（合著：弗朗索瓦丝·库伊克 - 马里尼耶 Françoise Couic-Marinier），2019.

《我的越野跑手册》，2016；《我的水上运动手册》，2016.

《我的跑步手册》，2015 初版，2017、2019、2024 再版，Solar 出版社 .

《激活大脑的 1 500 个窍门》（合著：安妮·德布鲁瓦 Anne Debroise，玛丽埃尔·梅奥 Marielle Mayo），Prisma 出版社，2010.

《世界体育》，2006；《猫科动物》，2007；《哺乳动物》，2006，Atlas 出版社 .

《海水疗法指南》，Mondéos 出版社，2006.

《探索祖先的智慧》（合集），读者文摘出版社，2005.

马夏尔·莫里（Martial Maury）

《克利奥帕特拉：一部惊心动魄的小说》，Eyrolles 出版社，2024 年 2 月 .

与玛耶·莫里 Mayeul Maury 及插画师马里恩·吉永·里奥特 Marion Guillon Riout 合作童书系列：

《小罗兰：三角湾的维京人危机》，P' tit Geste 出版社，2022.

《拉恩和拉斯科的公牛》，P' tit Geste 出版社，2022.

《雷斯蒂亚克的秘密》，2006 乡村作家奖 .

《雷斯蒂亚克的遗产》，City 出版社，2019.

《多尔里亚克的悲情恋人》，City 出版社，2019.

《失落之子》，2017；《风暴之岛》，City 出版社，2019.

《爱、性、背叛与吸尘器》，Loir 出版社，2019.

《糖尿病俗语小词典》，Grancher 出版社，2013.

《居家爸爸指南》，Grancher 出版社，2015.

让 - 克里斯托夫·马祖里（Jean-Christophe Mazurie）
（部分作品）

《弱堡纪事》，Fluide Glacial 出版社，2023.

《爱的洪流》，Delcourt 出版社，2020.

《既没看见也没听见》，Delcourt 出版社，2019.

科学顾问
[法] 弗洛朗丝 · 海因伯格
(Florence Heimburger)

原著
[法] 马夏尔 · 莫里
(Martial Maury)

绘
[法] 让 - 克里斯托夫 · 马祖里
(Jean-Christophe Mazurie)

我的糖尿病生活

MA VIE EN DIABÈTE
Les Aventures D'un Patient Sans Peur Et Sans Reproche
一个病人的冒险，勇往直前，没有怨言

医学顾问　翁建平
译　霍怡伶

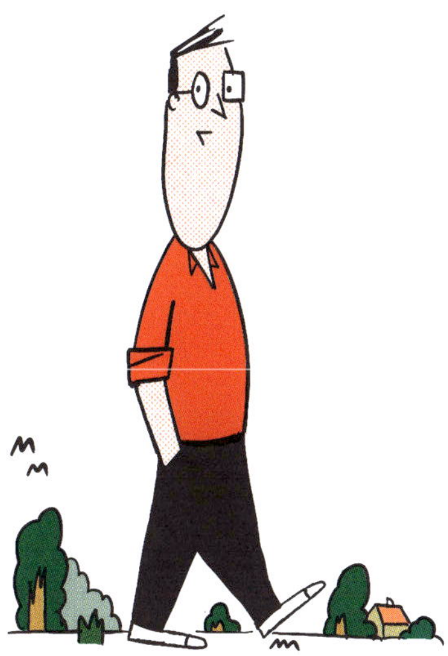

人民卫生出版社
·北　京·

图书在版编目（CIP）数据

我的糖尿病生活 / （法）马夏尔 · 莫里（Martial Maury）原著 ；（法）让-克里斯托夫 · 马祖里（Jean-Christophe Mazurie）绘 ；霍怡伶译. -- 北京 ：人民卫生出版社，2026. 2. -- ISBN 978-7-117-39225-9

Ⅰ. R587. 1-49

中国国家版本馆 CIP 数据核字第 2026Z8Q865 号

图字：01-2025-3110 号

我的糖尿病生活
Wo de Tangniaobing Shenghuo

原　　著　[法] 弗洛朗丝 · 海因伯格　马夏尔 · 莫里　让 - 克里斯托夫 · 马祖里
医学顾问　翁建平
译　　者　霍怡伶
策划编辑　王小南
责任编辑　王小南
书籍设计　尹　岩　王子祎
出版发行　人民卫生出版社（中继线 010-59780011）
地　　址　北京市朝阳区潘家园南里 19 号
邮　　编　100021
E - mail　pmph @ pmph.com
购书热线　010-59787592　010-59787584　010-65264830
印　　刷　北京华联印刷有限公司
经　　销　新华书店
开　　本　889 × 1194　1/16　　印张：6
字　　数　104 千字
版　　次　2026 年 2 月第 1 版
印　　次　2026 年 2 月第 1 次印刷
标准书号　ISBN 978-7-117-39225-9
定　　价　78.00 元

打击盗版举报电话　010-59787491　E- mail　WQ @ pmph.com
质量问题联系电话　010-59787234　E- mail　zhiliang @ pmph.com
数字融合服务电话　4001118166　E- mail　zengzhi @ pmph.com

我不知道您怎么认为，但我呢，我确信，我是不朽的，不可毁灭的。

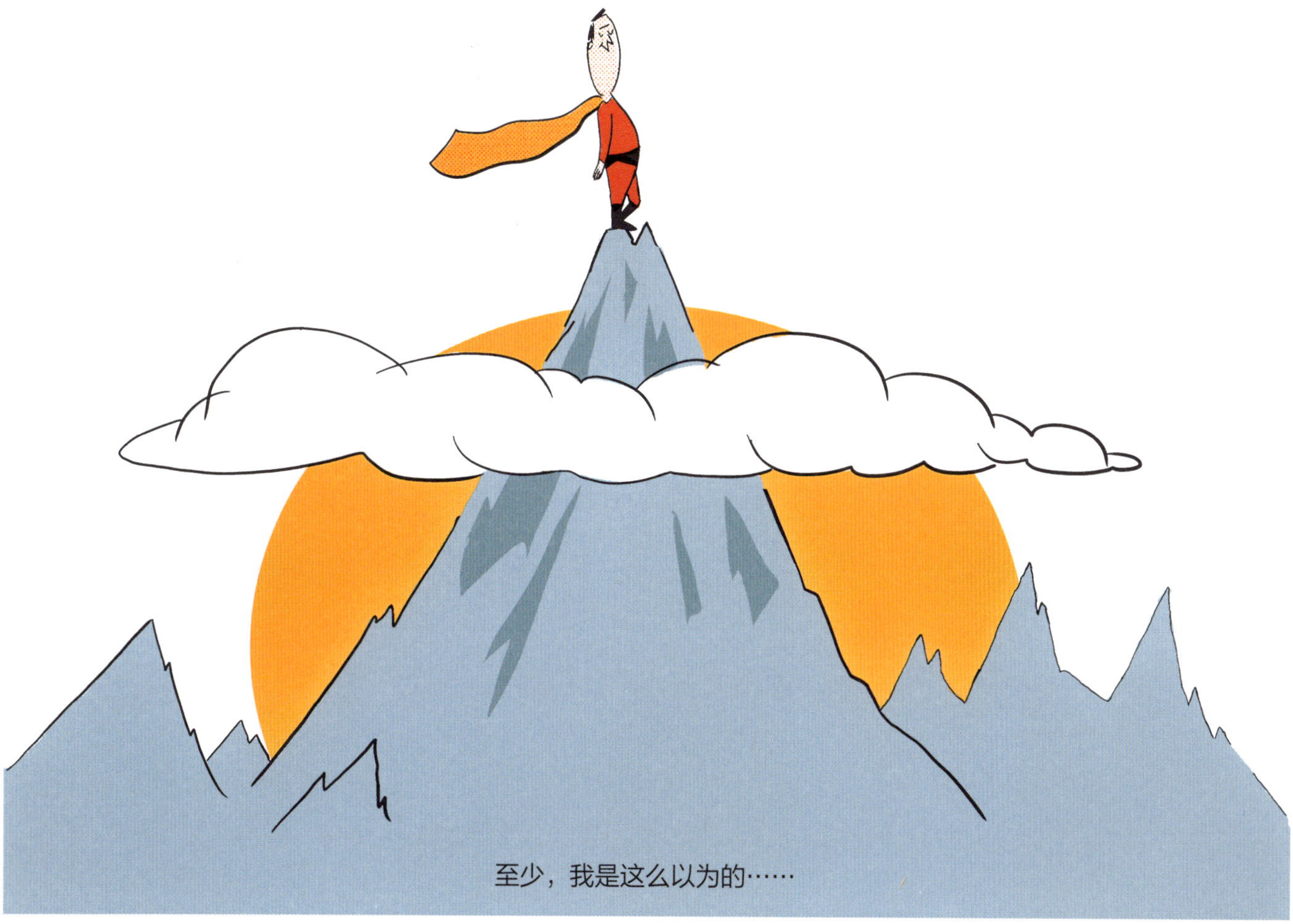

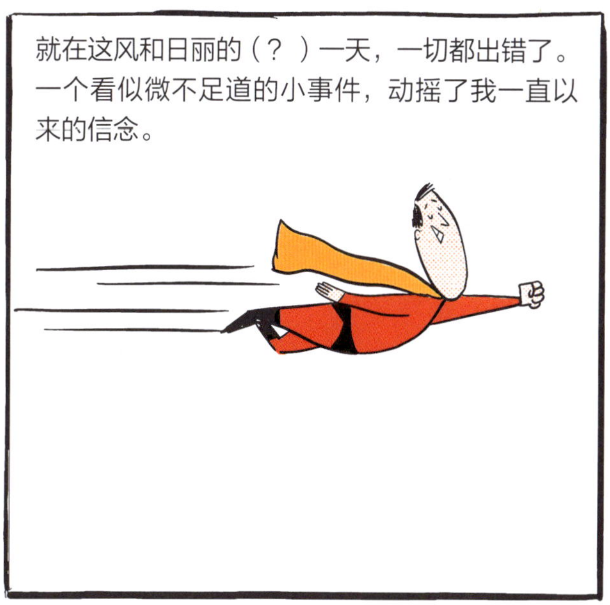

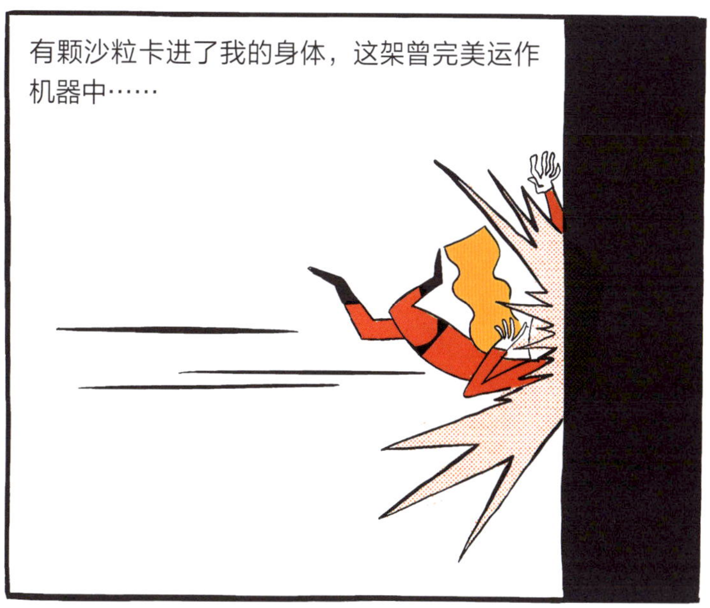

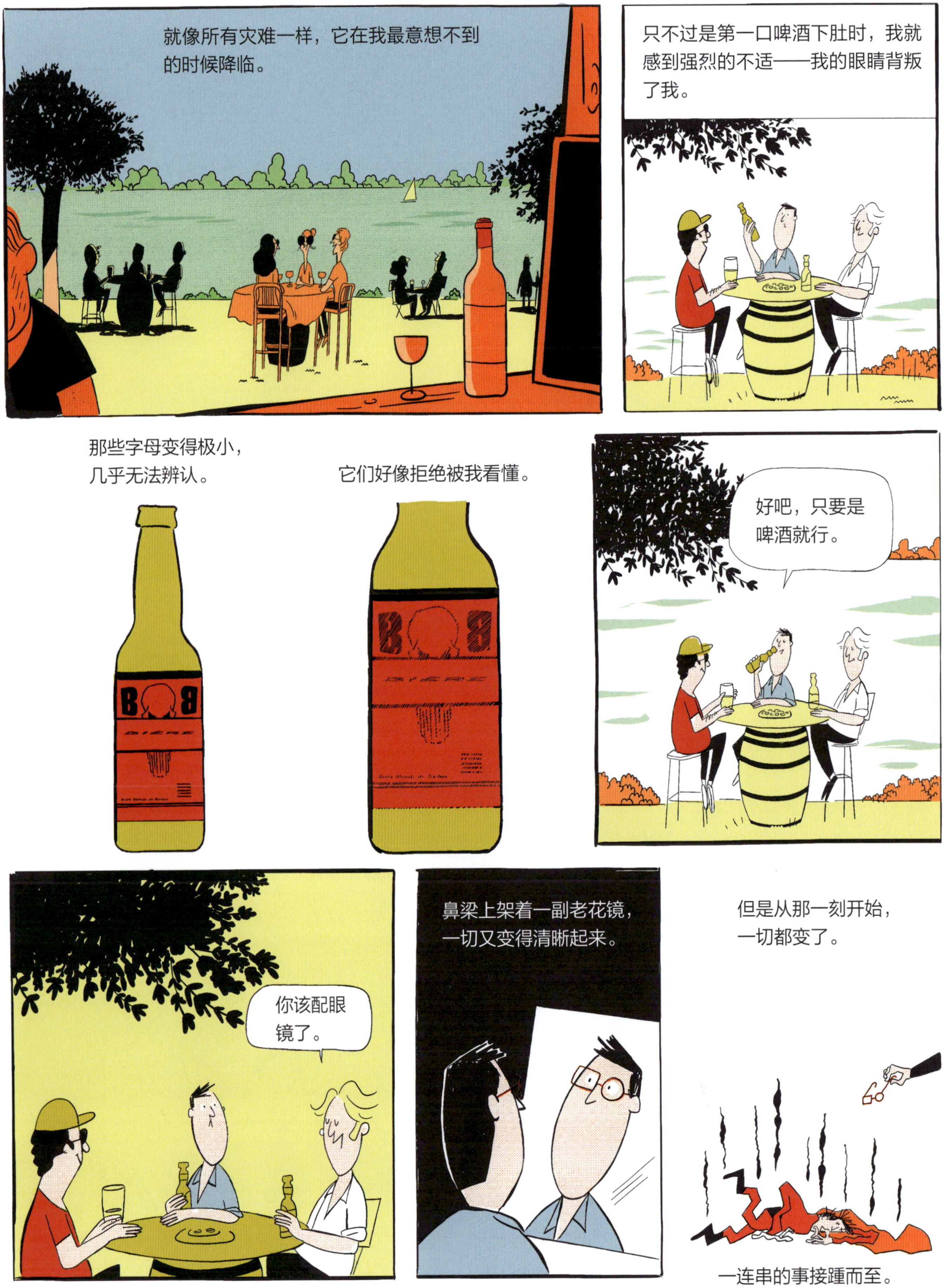
就像所有灾难一样，它在我最意想不到的时候降临。
只不过是第一口啤酒下肚时，我就感到强烈的不适——我的眼睛背叛了我。
那些字母变得极小，几乎无法辨认。
它们好像拒绝被我看懂。
好吧，只要是啤酒就行。
你该配眼镜了。
鼻梁上架着一副老花镜，一切又变得清晰起来。
但是从那一刻开始，一切都变了。
一连串的事接踵而至。

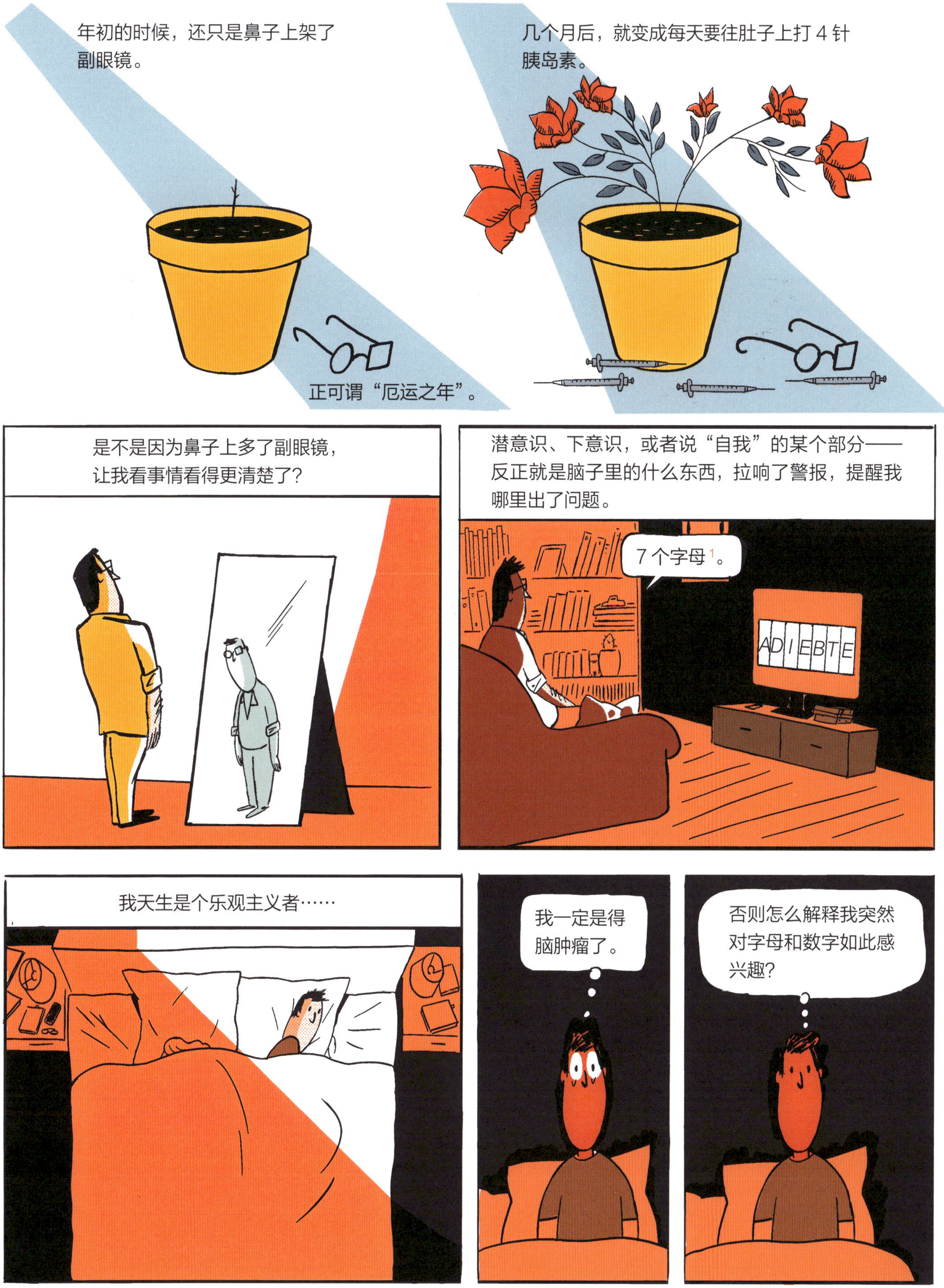
年初的时候，还只是鼻子上架了副眼镜。
正可谓“厄运之年”。
几个月后，就变成每天要往肚子上打 4 针胰岛素。
是不是因为鼻子上多了副眼镜，让我看事情看得更清楚了？
潜意识、下意识，或者说“自我”的某个部分——反正就是脑子里的什么东西，拉响了警报，提醒我哪里出了问题。
7 个字母[1]。
ADIEBTE
我天生是个乐观主义者……
我一定是得脑肿瘤了。
否则怎么解释我突然对字母和数字如此感兴趣？

1 译者注：电视机上拼字游戏的 ADIEBTE，可以拼写为 DIABETE，意即糖尿病。

我感觉疲惫，精疲力尽。
但是这可以理解：作为一个全职爸爸，我每天奔波于三所学校之间
（三所是因为有三个小屁孩），送孩子们去上体育课、音乐课，还要晾两筐衣服，
装满又清空两台洗碗机……这些似乎可以解释我的疲惫。

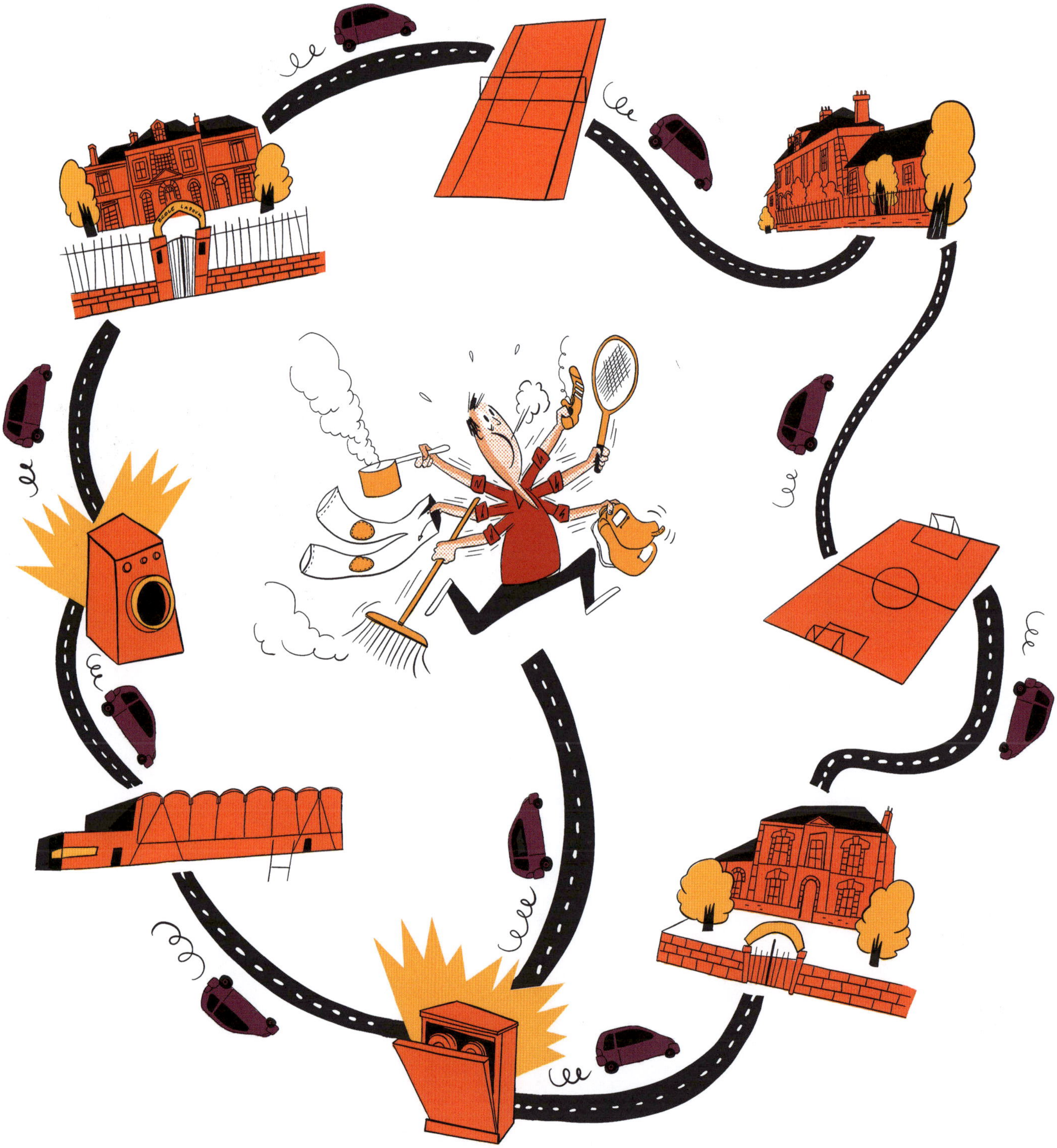

再说了，人人都说自己累，那我觉得累又怎么了？

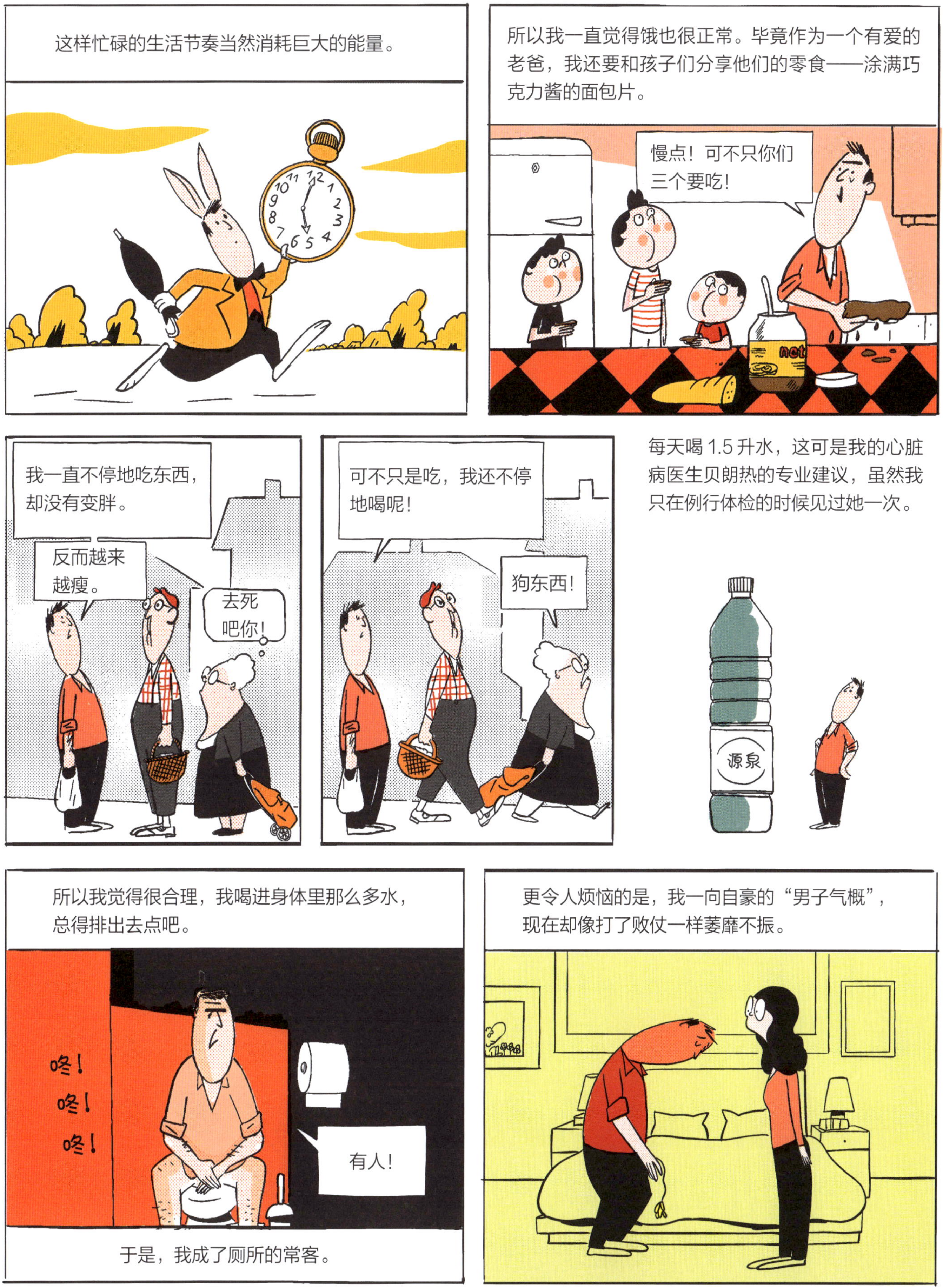
这样忙碌的生活节奏当然消耗巨大的能量。
所以我一直觉得饿也很正常。毕竟作为一个有爱的老爸，我还要和孩子们分享他们的零食——涂满巧克力酱的面包片。
慢点！可不只你们三个要吃！
我一直不停地吃东西，却没有变胖。
反而越来越瘦。
去死吧你！
可不只是吃，我还不停地喝呢！
狗东西！
每天喝 1.5 升水，这可是我的心脏病医生贝朗热的专业建议，虽然我只在例行体检的时候见过她一次。
源泉
所以我觉得很合理，我喝进身体里那么多水，总得排出去点吧。
咚！
咚！
咚！
有人！
于是，我成了厕所的常客。
更令人烦恼的是，我一向自豪的“男子气概”，现在却像打了败仗一样萎靡不振。

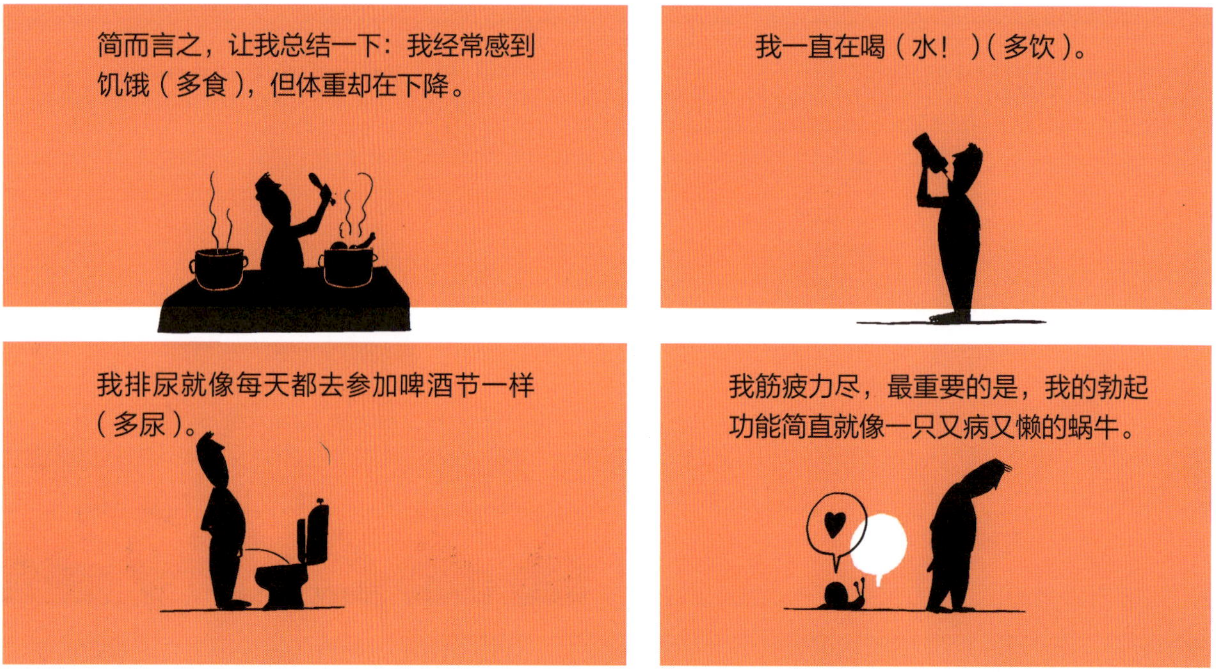
简而言之，让我总结一下：我经常感到饥饿（多食），但体重却在下降。
我一直在喝（水！）（多饮）。
我排尿就像每天都去参加啤酒节一样（多尿）。
我筋疲力尽，最重要的是，我的勃起功能简直就像一只又病又懒的蜗牛。

总之，我出现了各种异常“多”的症状。所有迹象都在表明：我的身体和糖之间，正因为激素的不合拍而准备“离婚”。有必要去看医生了。

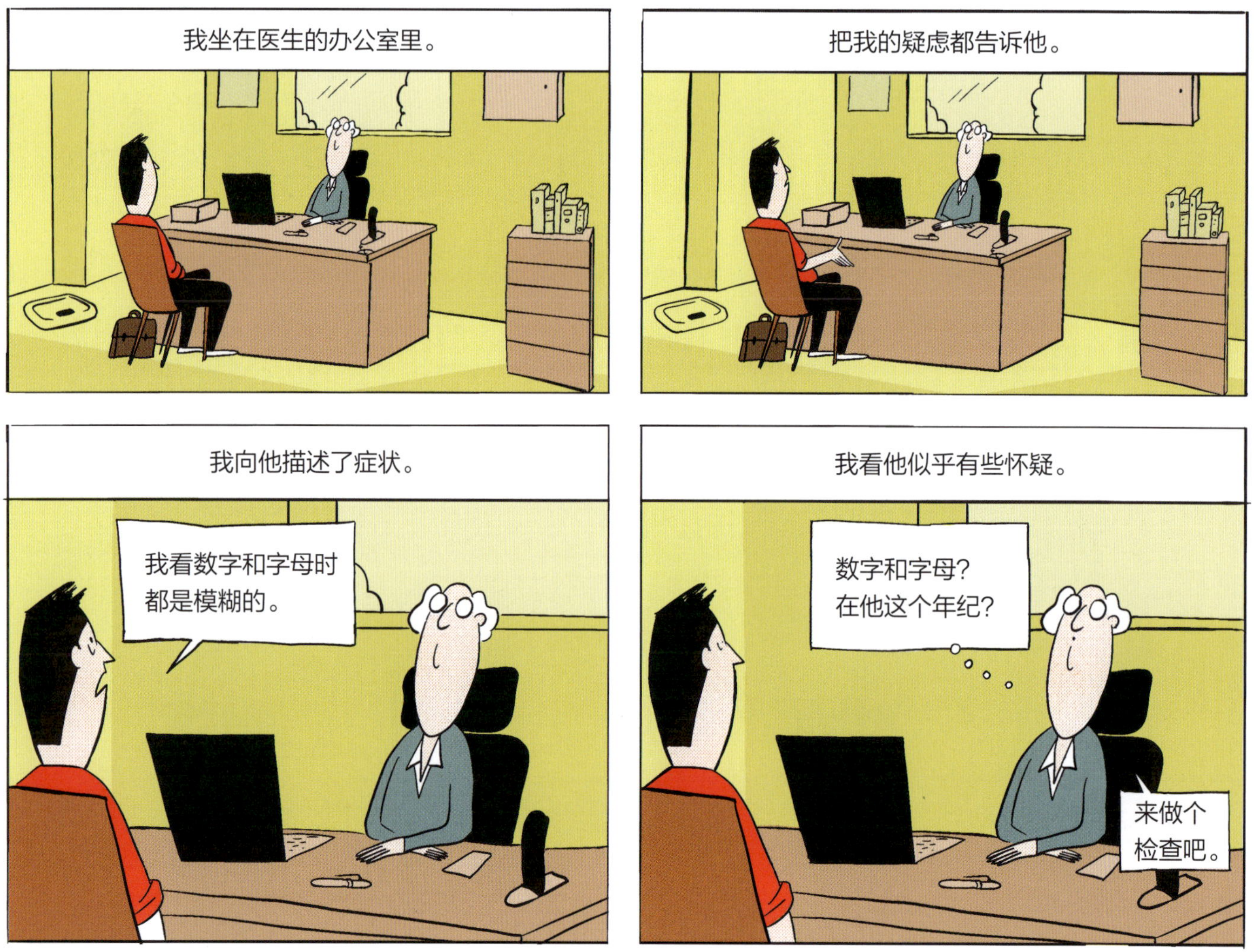
我坐在医生的办公室里。
把我的疑虑都告诉他。
我向他描述了症状。
我看数字和字母时都是模糊的。
我看他似乎有些怀疑。
数字和字母？在他这个年纪？
来做个检查吧。

我伸出一根手指，让他采血。

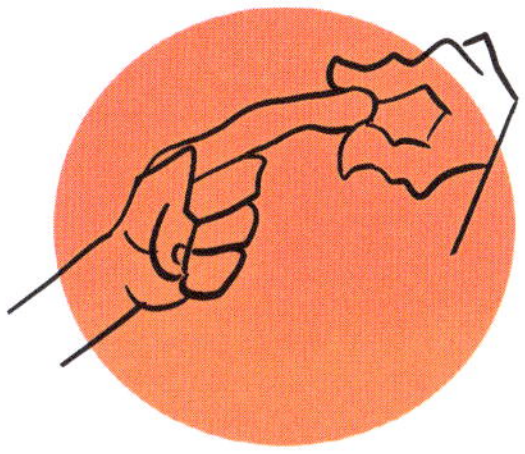

他按压我的指腹，并刺破我的手指，
取了那一滴将改变我一生的血。

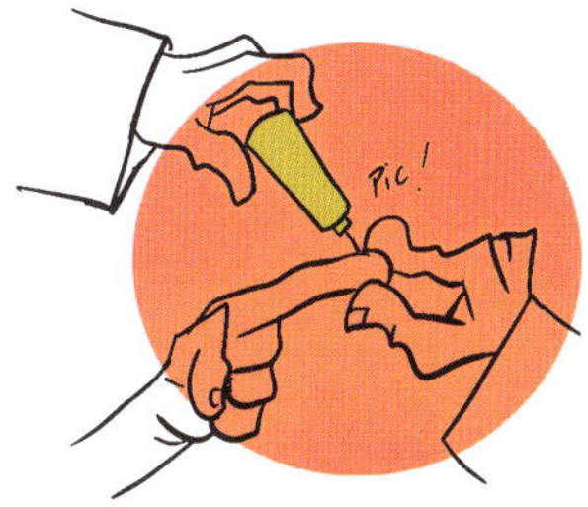

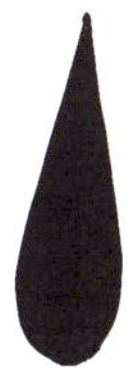

接着，他把血滴到试纸上……

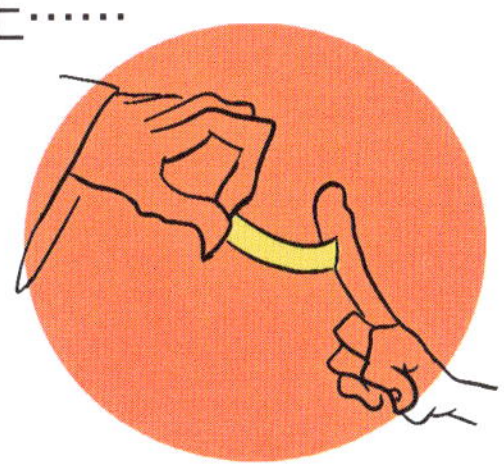

然后再插进血糖仪里。

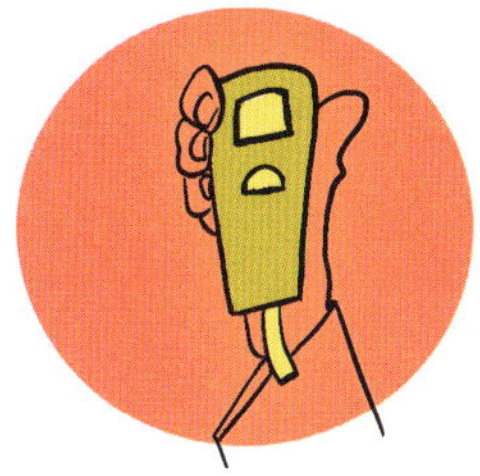

然后，他像古人使用动物内脏占卜一样，
宣布了他的判决。又或者……

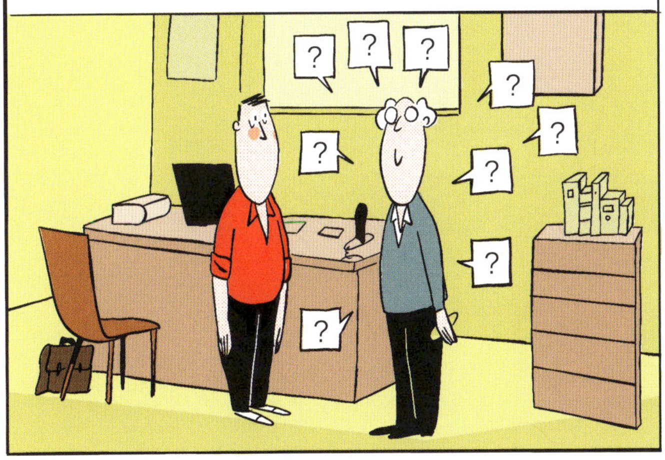

那一刻，我一度怀疑起他的医疗水平，
因为他做了两次测试。

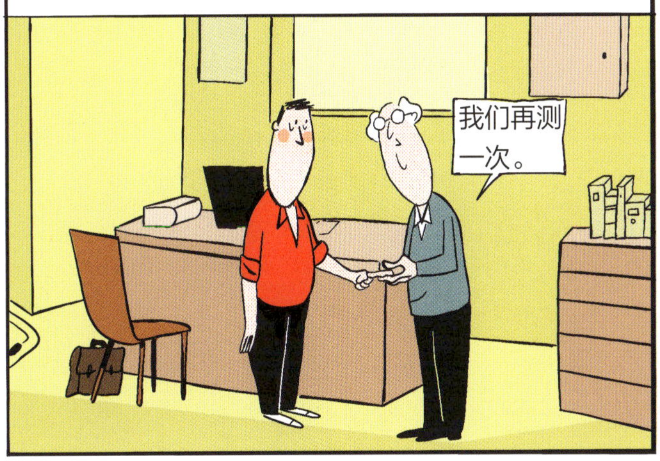

后来他坦白说，他以为第一次是操作失误，因为测出来的血糖数值高得惊人（接近 500 毫克 / 分升，相当于 27.8 毫摩尔 / 升），这个数值都能导致昏迷了，所以要重测一次确认。

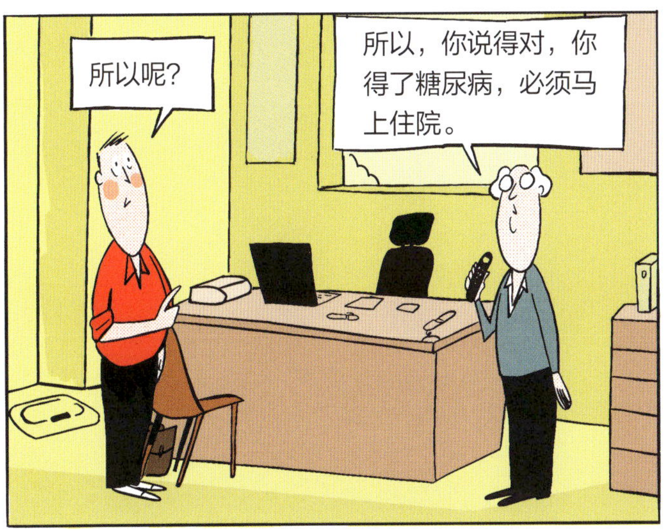

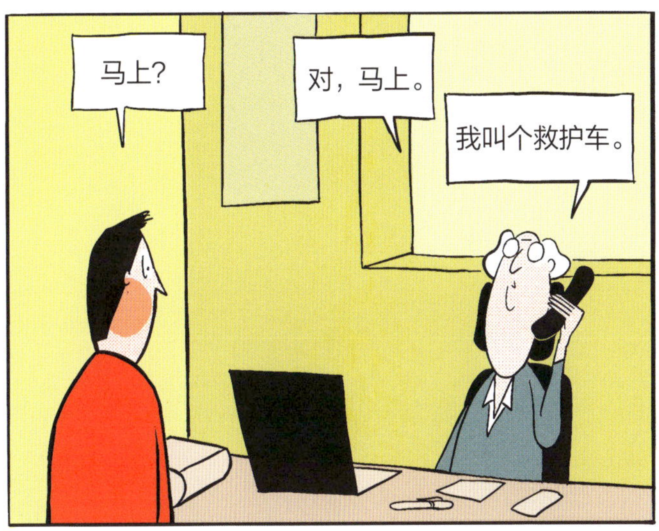

在电影里，总有那么一刻，主人公听到某个天大的消息，以至于需要停顿几秒才能消化这信息。而这是故事的关键部分，如此特别。

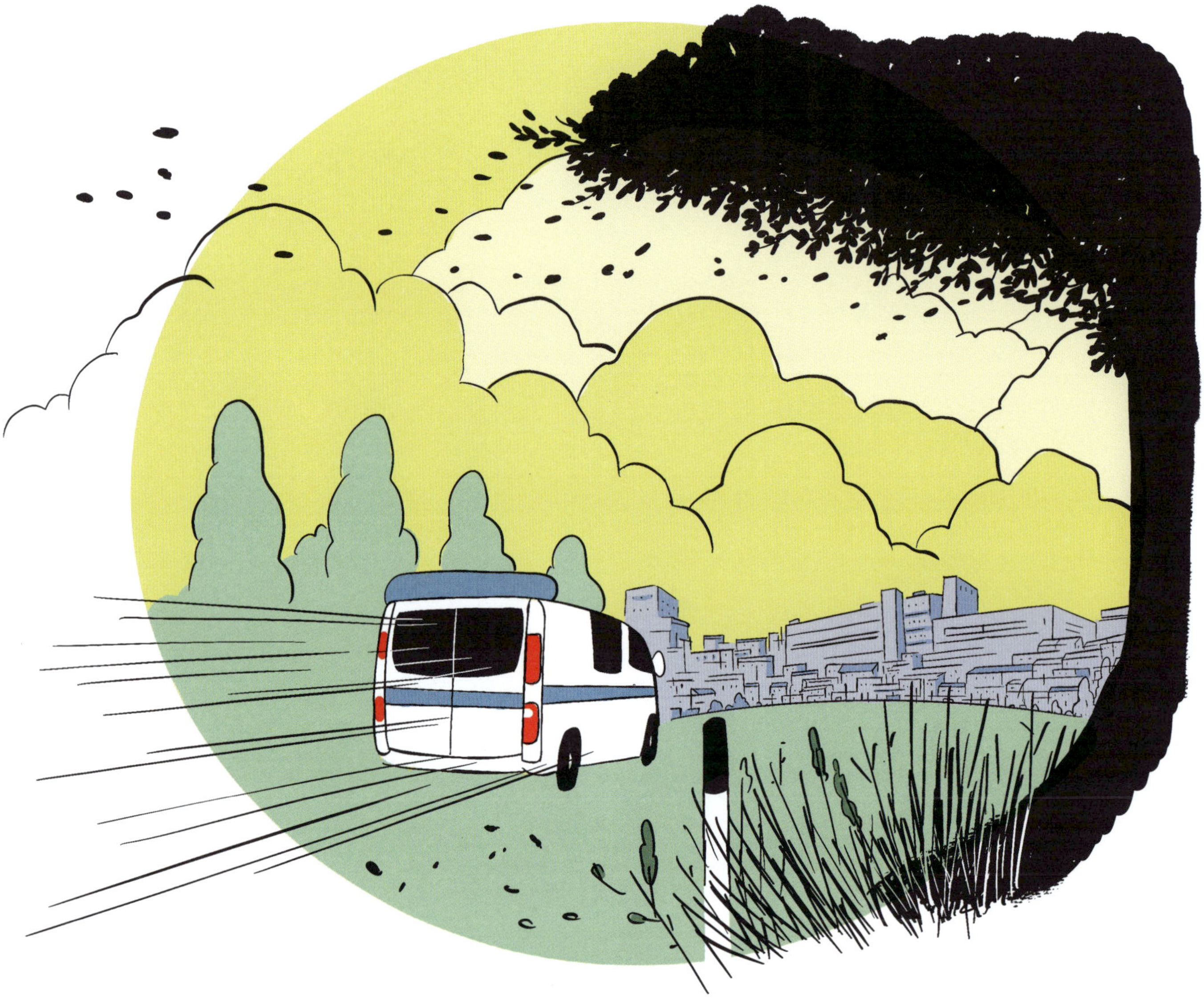

那一天，2011 年 12 月 13 日，我开启了人生的三大“第一次”：第一次成为终生病患，第一次坐上救护车，第一次住院。

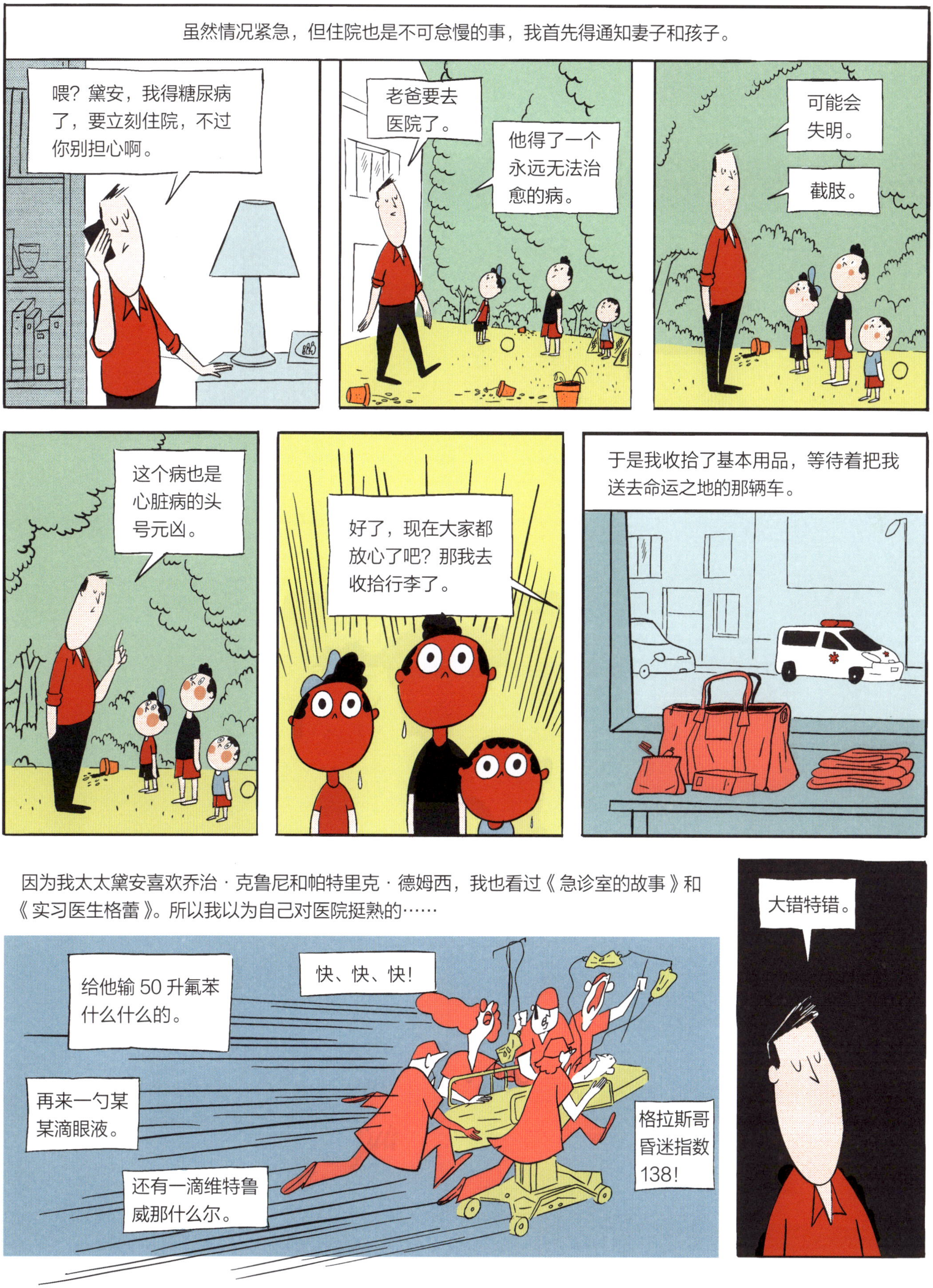
虽然情况紧急，但住院也是不可怠慢的事，我首先得通知妻子和孩子。
喂？黛安，我得糖尿病了，要立刻住院，不过你别担心啊。
老爸要去医院了。
他得了一个永远无法治愈的病。
可能会失明。
截肢。
这个病也是心脏病的头号元凶。
好了，现在大家都放心了吧？那我去收拾行李了。
于是我收拾了基本用品，等待着把我送去命运之地的那辆车。
因为我太太黛安喜欢乔治 · 克鲁尼和帕特里克 · 德姆西，我也看过《急诊室的故事》和《实习医生格蕾》。所以我以为自己对医院挺熟的……
给他输 50 升氟苯什么什么的。
快、快、快！
再来一勺某某滴眼液。
还有一滴维特鲁威那什么尔。
格拉斯哥昏迷指数 138！
大错特错。

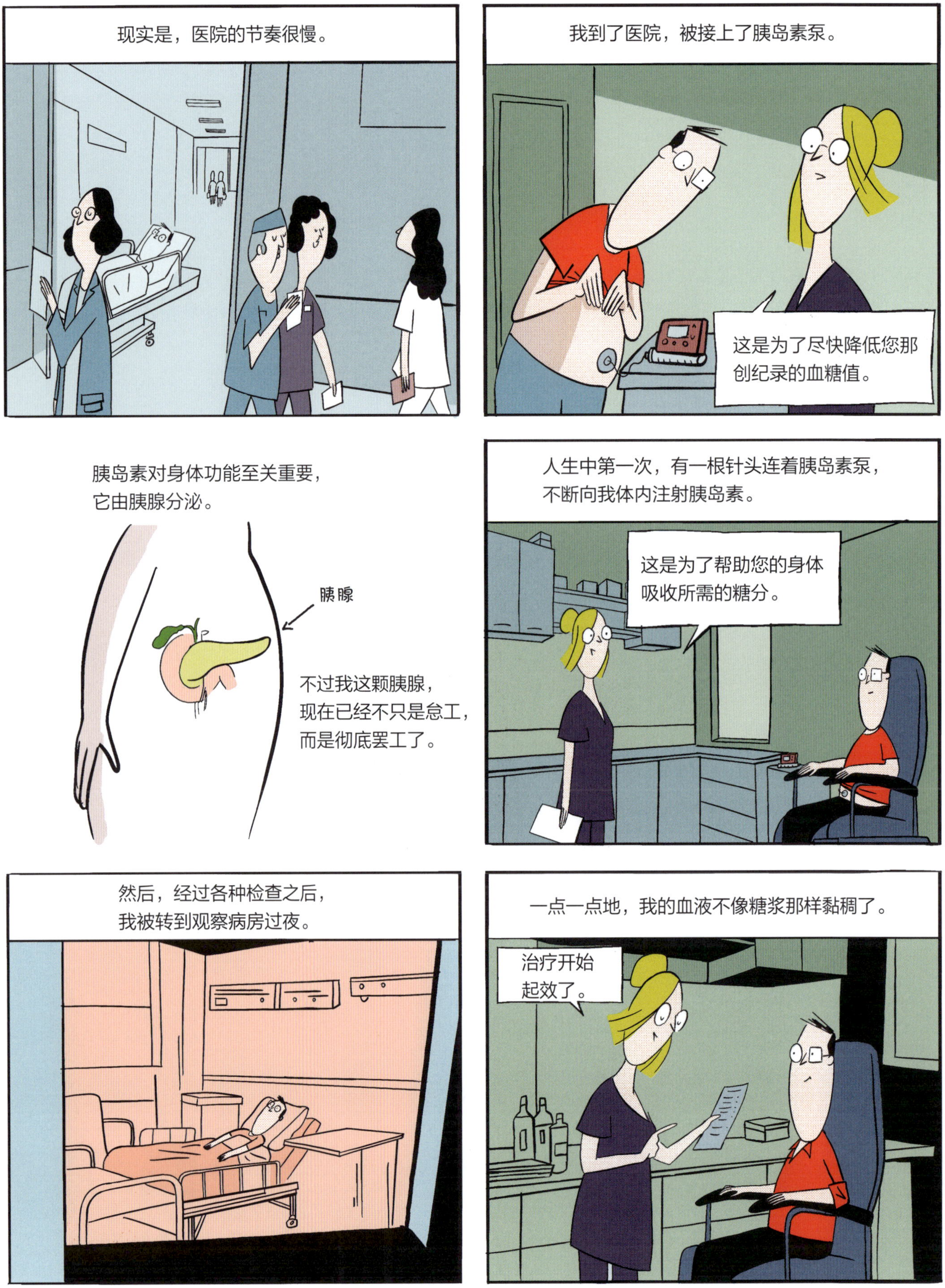
现实是，医院的节奏很慢。
我到了医院，被接上了胰岛素泵。
这是为了尽快降低您那创纪录的血糖值。
胰岛素对身体功能至关重要，它由胰腺分泌。
胰腺
不过我这颗胰腺，现在已经不只是怠工，而是彻底罢工了。
人生中第一次，有一根针头连着胰岛素泵，不断向我体内注射胰岛素。
这是为了帮助您的身体吸收所需的糖分。
然后，经过各种检查之后，我被转到观察病房过夜。
一点一点地，我的血液不像糖浆那样黏稠了。
治疗开始起效了。

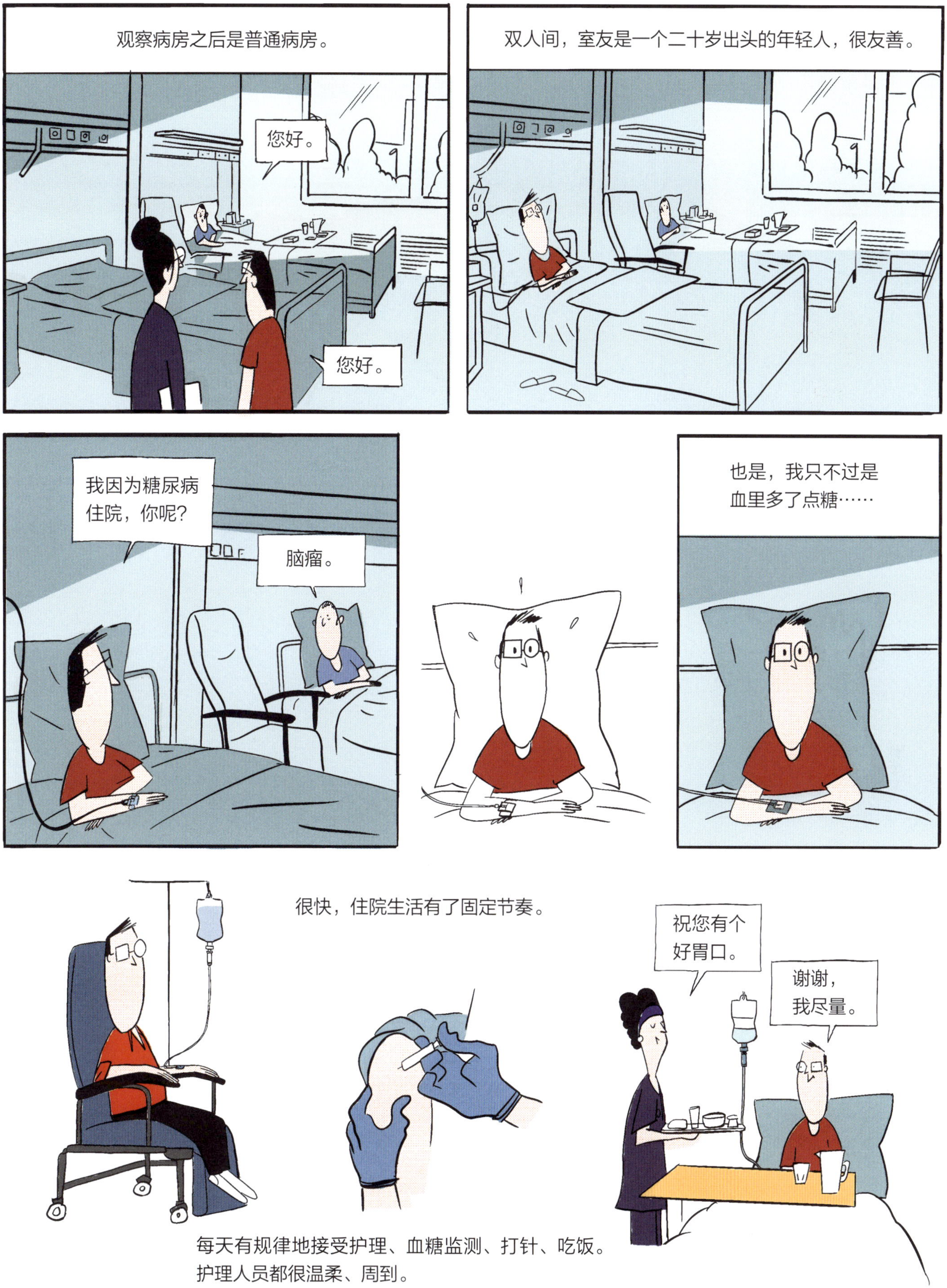
观察病房之后是普通病房。
您好。
您好。
双人间，室友是一个二十岁出头的年轻人，很友善。
我因为糖尿病住院，你呢？
脑瘤。
也是，我只不过是血里多了点糖……
很快，住院生活有了固定节奏。
祝您有个好胃口。
谢谢，我尽量。
每天有规律地接受护理、血糖监测、打针、吃饭。护理人员都很温柔、周到。

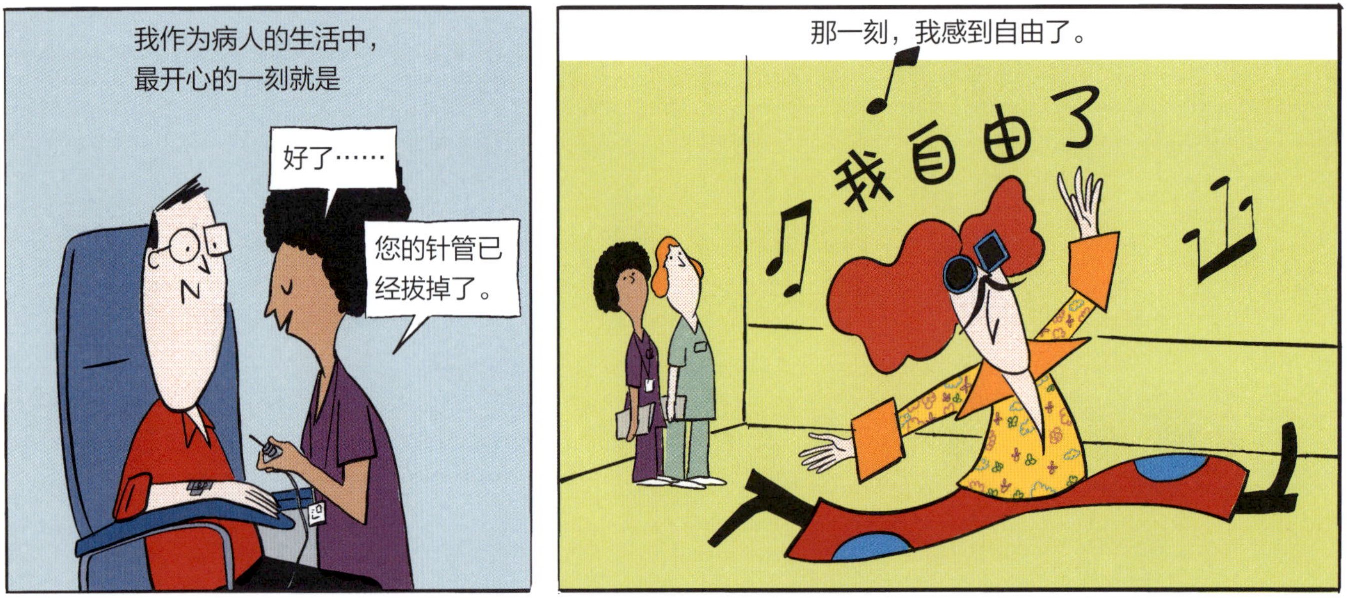

手臂里一直插着根针，连接着输液袋……怎么说呢……真是……呃……烦人！对，烦人。这东西限制了我的一切动作。

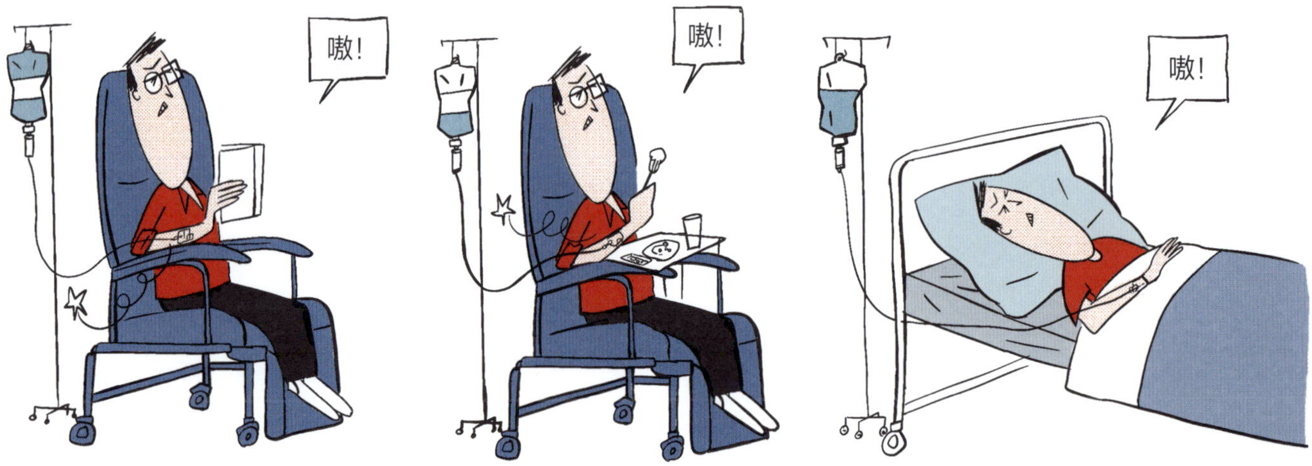

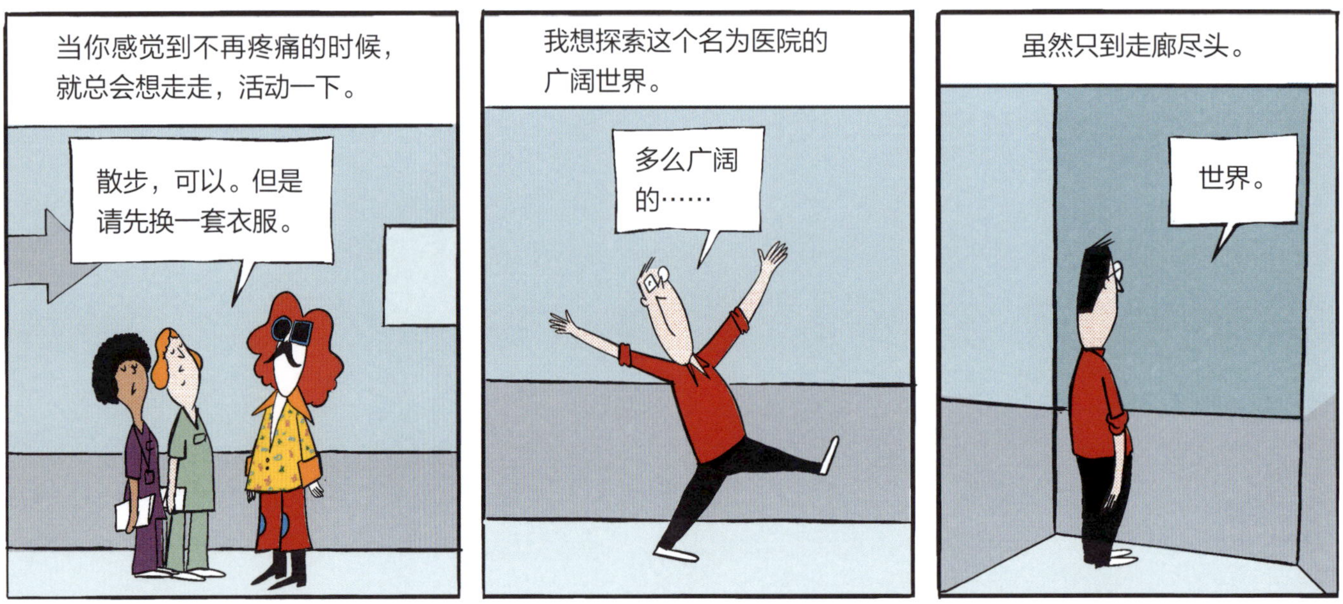

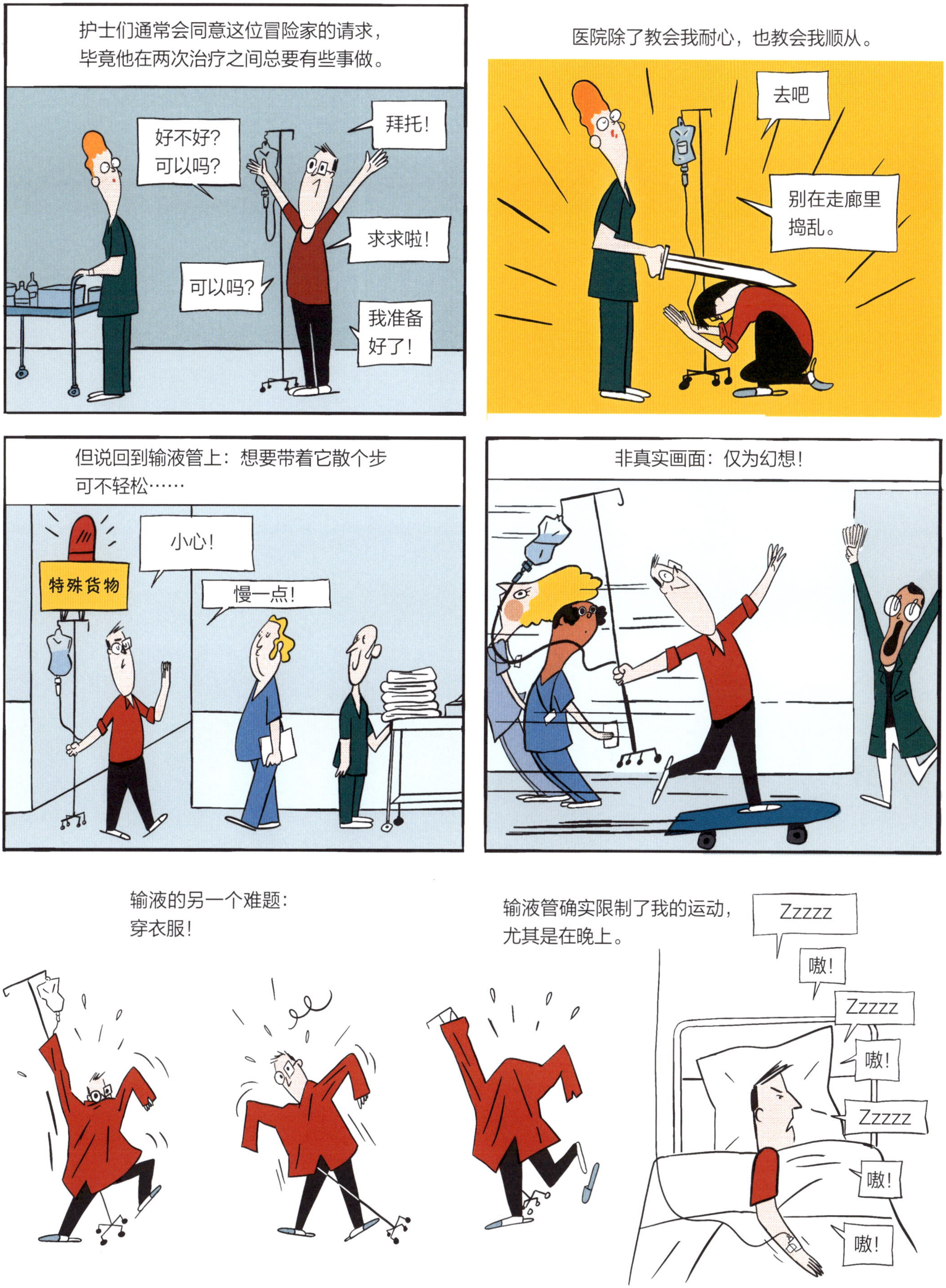
护士们通常会同意这位冒险家的请求，
毕竟他在两次治疗之间总要有些事做。
好不好？
可以吗？
拜托！
求求啦！
可以吗？
我准备
好了！
医院除了教会我耐心，也教会我顺从。
去吧
别在走廊里
捣乱。
但说回到输液管上：想要带着它散个步
可不轻松……
特殊货物
小心！
慢一点！
非真实画面：仅为幻想！
输液的另一个难题：
穿衣服！
输液管确实限制了我的运动，
尤其是在晚上。
Zzzzz
嗷！
Zzzzz
嗷！
Zzzzz
嗷！
嗷！

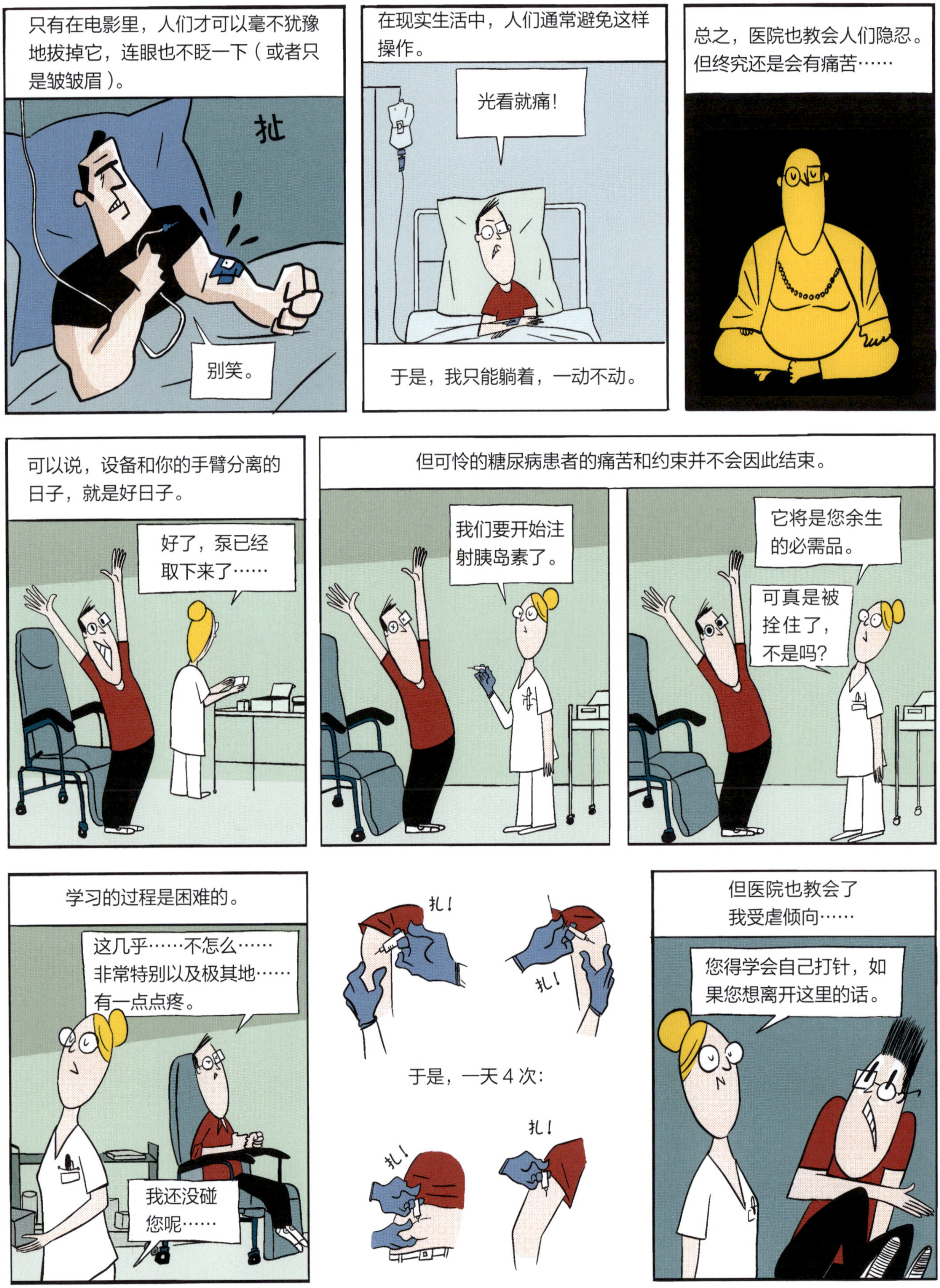
只有在电影里，人们才可以毫不犹豫地拔掉它，连眼也不眨一下（或者只是皱皱眉）。
扯
别笑。
在现实生活中，人们通常避免这样操作。
光看就痛！
于是，我只能躺着，一动不动。
总之，医院也教会人们隐忍。但终究还是会有痛苦……
可以说，设备和你的手臂分离的日子，就是好日子。
好了，泵已经取下来了……
但可怜的糖尿病患者的痛苦和约束并不会因此结束。
我们要开始注射胰岛素了。
它将是您余生的必需品。
可真是被拴住了，不是吗？
学习的过程是困难的。
这几乎……不怎么……非常特别以及极其地……有一点点疼。
我还没碰您呢……
扎！
扎！
于是，一天4次：
扎！
扎！
但医院也教会了我受虐倾向……
您得学会自己打针，如果您想离开这里的话。

他们教会我如何将针头拧到
胰岛素笔上，

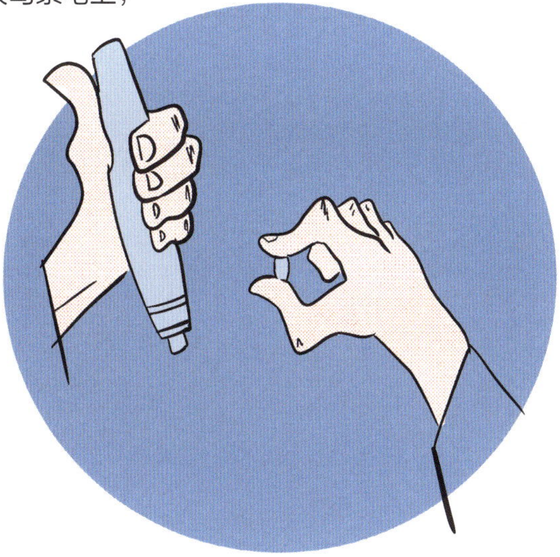

释放 2 个单位，
以排出空气，

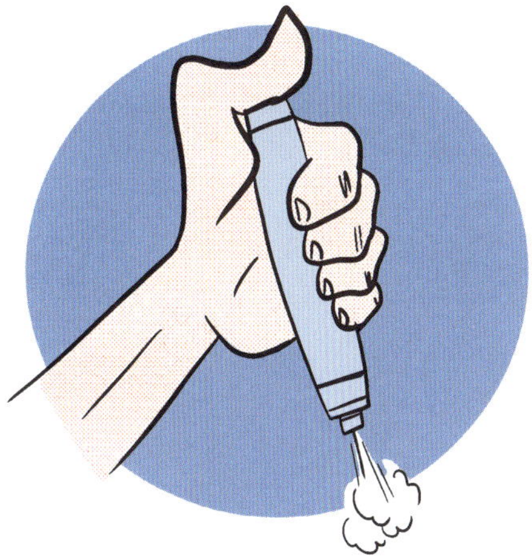

测量所需的剂量，

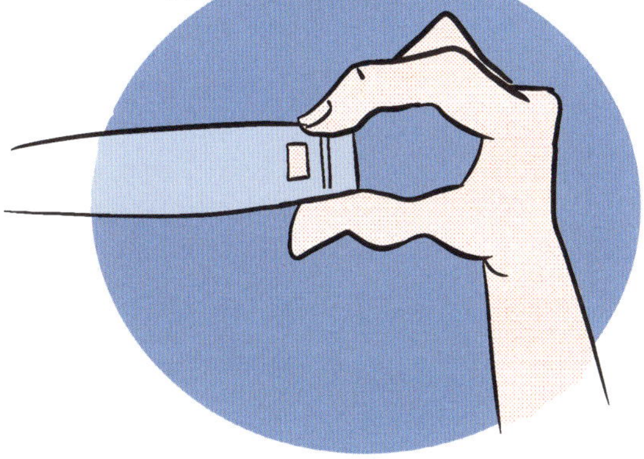

并勇敢地将针头扎进身体，
更准确地说是扎进腹部。

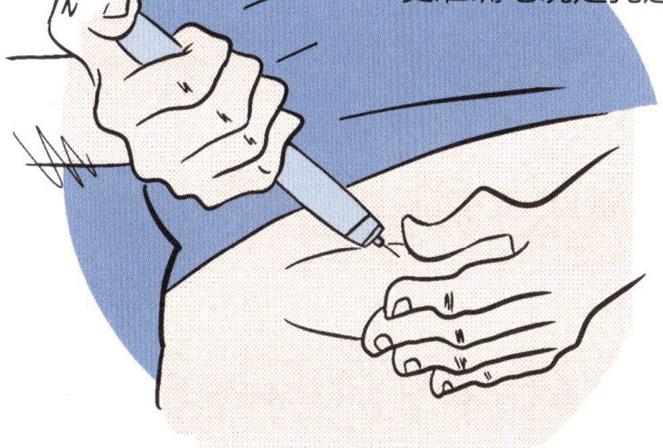

自己扎自己的肩膀相当困难，我知道，因为我试过。

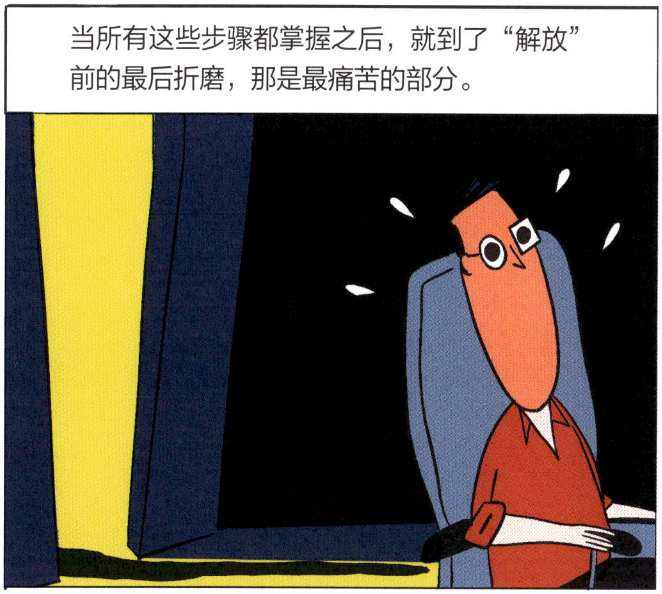
当所有这些步骤都掌握之后，就到了“解放”前的最后折磨，那是最痛苦的部分。

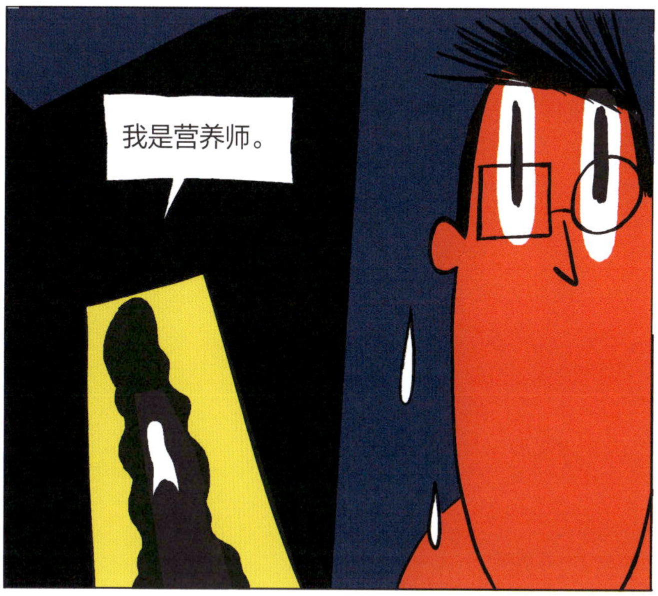
我是营养师。

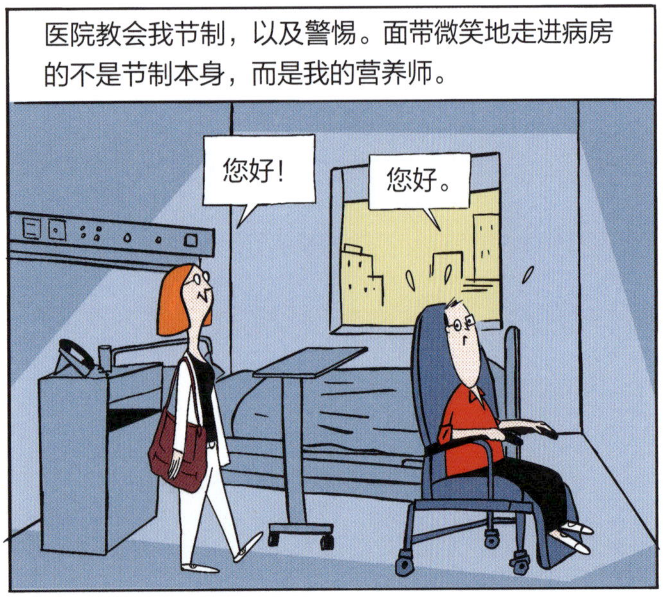
医院教会我节制，以及警惕。面带微笑地走进病房的不是节制本身，而是我的营养师。
您好！
您好。

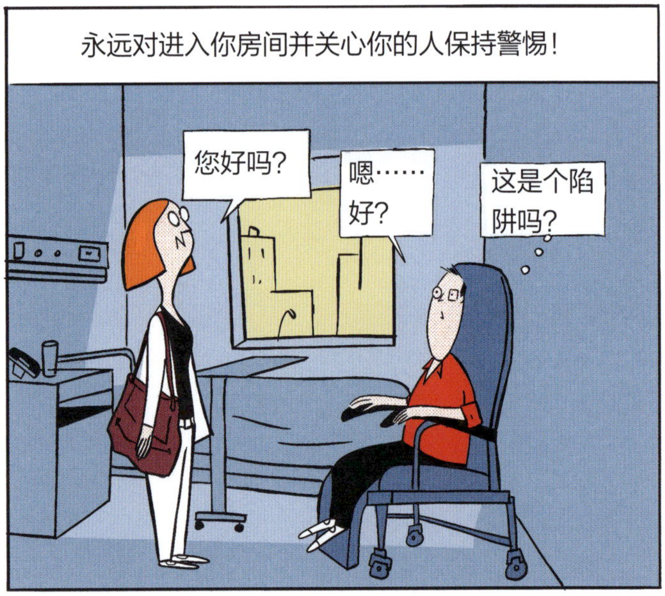
永远对进入你房间并关心你的人保持警惕！
您好吗？
嗯……好？
这是个陷阱吗？

营养师是我们这个时代的新“祭司”，裁判官。

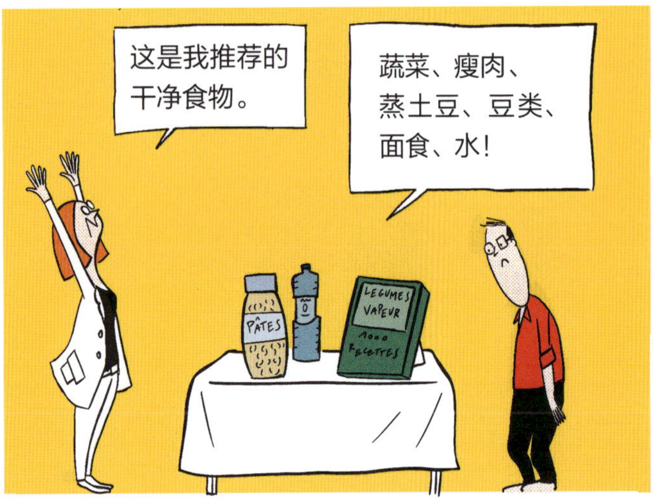
这是我推荐的干净食物。
蔬菜、瘦肉、蒸土豆、豆类、面食、水！
PÂTES
LEGUMES VAPEUR 1000 RECETTES

营养师照顾我的身体，禁止我吃“不洁”的食物。

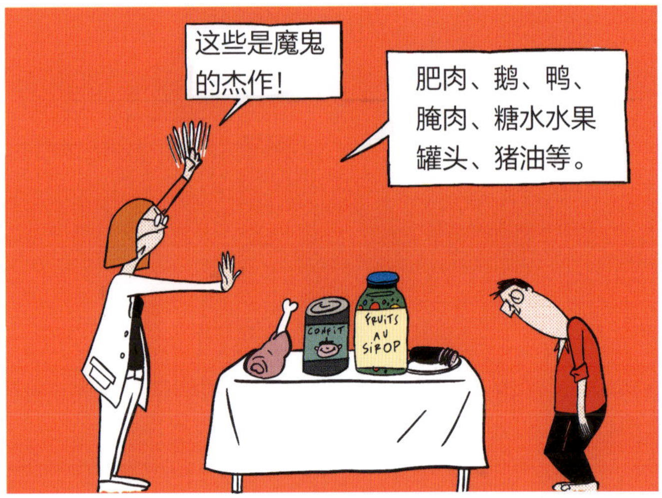
这些是魔鬼的杰作！
肥肉、鹅、鸭、腌肉、糖水水果罐头、猪油等。
CONFIT
FRUITS AU SIROP

这么说吧，她走后，我的心情一下子低落了。再见了，油封鸭；再见了，鹅肝配苏玳白葡萄酒或蒙巴兹雅克白葡萄酒；再见了，茴香味开胃酒配切片香肠和多油的花生；再见了，生活中的小确幸。准备迎接蒸土豆和韭葱油醋汁吧（即便是蒸土豆，也只能配清淡的油醋汁）。

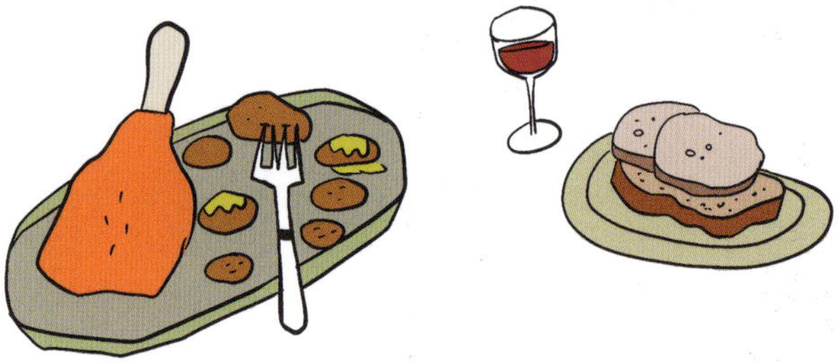

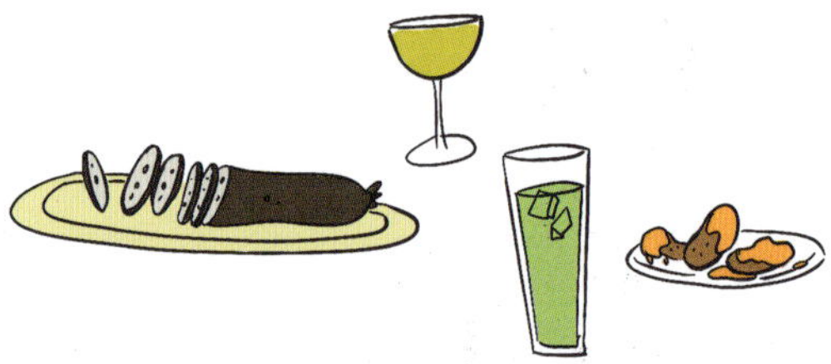

这一切都发生在圣诞节前几天，这个世界太残酷，太不公平了。

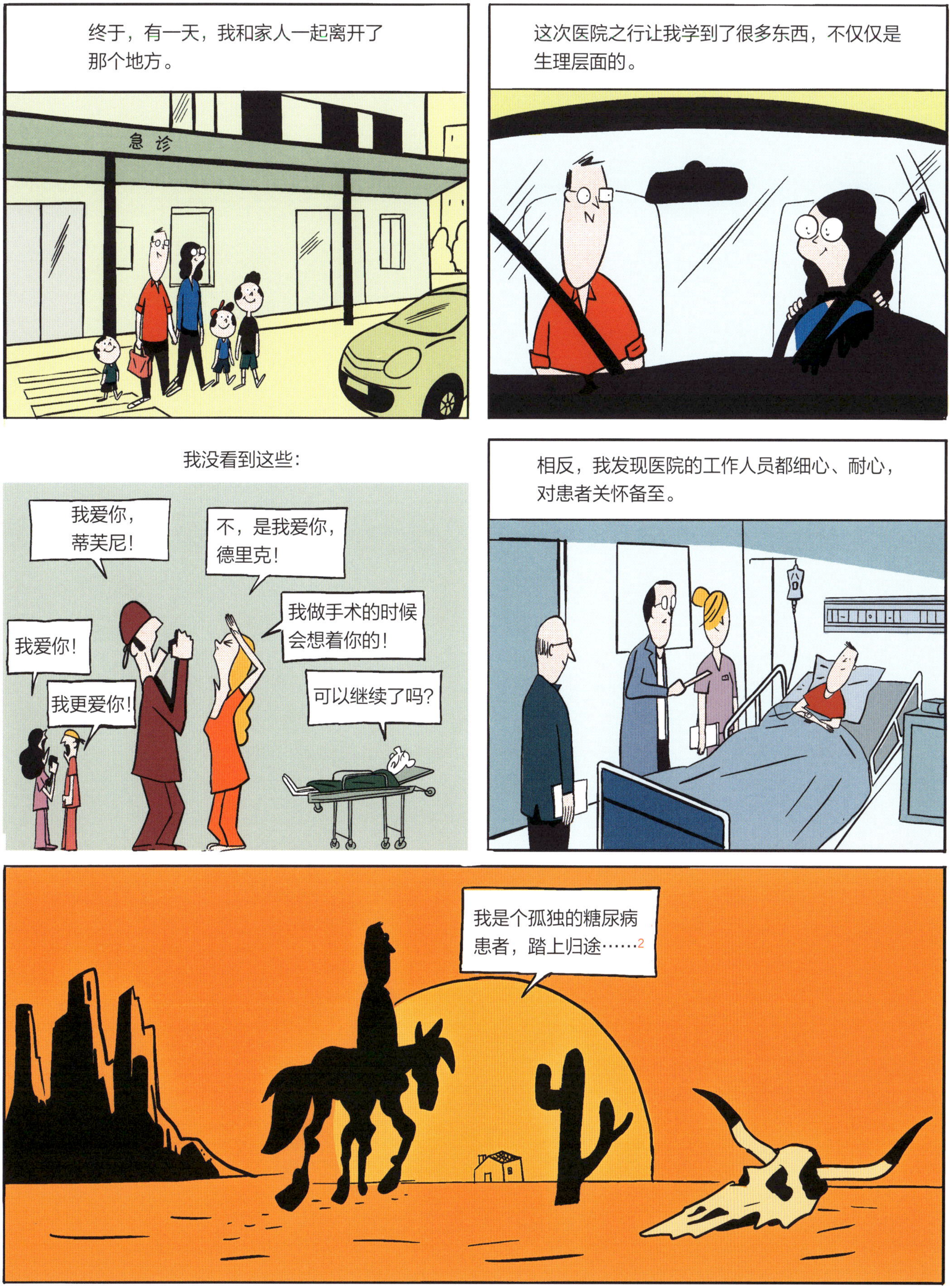
终于，有一天，我和家人一起离开了那个地方。
急 诊
这次医院之行让我学到了很多东西，不仅仅是生理层面的。
我没看到这些：
我爱你，蒂芙尼！
不，是我爱你，德里克！
我做手术的时候会想着你的！
我爱你！
我更爱你！
可以继续了吗？
相反，我发现医院的工作人员都细心、耐心，对患者关怀备至。
我是个孤独的糖尿病患者，踏上归途……[2]

2 译者注：改编自歌曲 *I'm A Poor Lonesome Cowboy* 里的歌词 I'm a poor lonesome cowboy. I'm a long long way from home.

聚焦知识

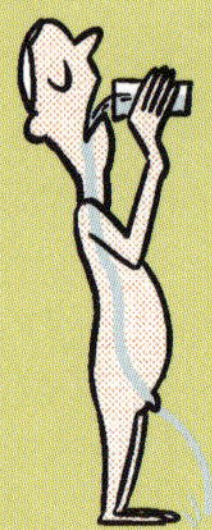

糖尿病一词来自希腊语 diabainen，意为“流过”。这一术语指代了该病的两个主要症状：口渴和多尿。

2021 年，全球有 5.37 亿人[3]患有糖尿病，其中法国有 450 万[4]；到 2050 年[5]，这一数字可能会超过 13 亿[6]。

1 型糖尿病，也称为青少年型糖尿病，因为一半的病例发生在青春期之前。

马夏尔，您患的糖尿病是一种更为罕见的自身免疫性疾病，但患病率也在增加。

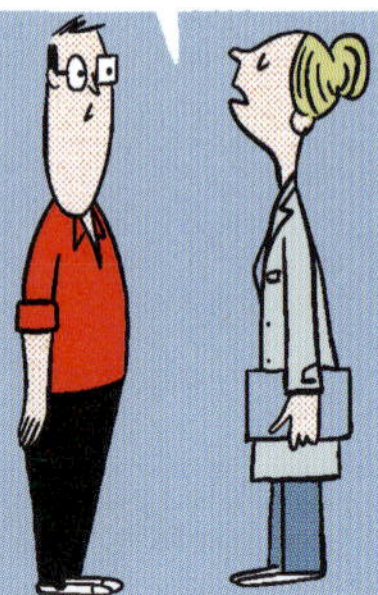

妊娠糖尿病

其特征是血糖（血液中的糖分）升高，出现在怀孕期间，并在分娩后消失。

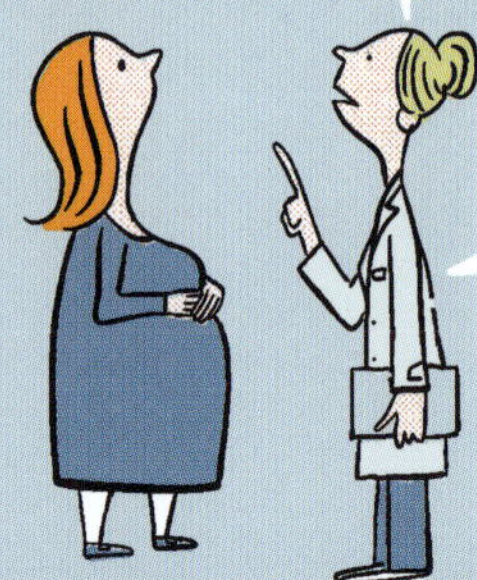

一旦出现，必须治疗，以避免对母婴健康造成影响。

根据 2021 年法国围产期调查，妊娠糖尿病发生率也在增加，已从 2016 年的 10.8% 上升至 2021 年的 16.4%。

当今，绝大多数（92%）的糖尿病为 2 型糖尿病。2 型糖尿病主要出现在 40 岁以上的人群中，具有以下特征：

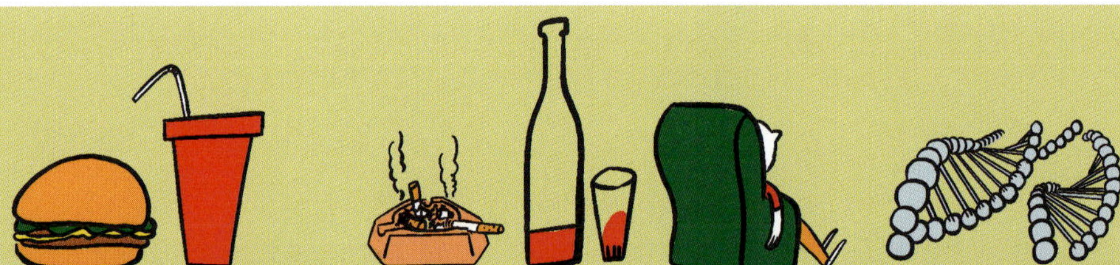

饮食不均衡（肉类和糖摄入过多、蔬果这类高膳食纤维食物摄入不足）；

烟酒摄入过多；

缺乏身体活动；

对这种病症有遗传易感性。

3 糖尿病地图集 IDF 第 10 版，2021。

4 法国卫生与预防部：https://samte.gouv.fr/soins-et-maladies/maladies/article/diabete

5 柳叶刀（2023 年 6 月），enp.inserm 报告，2023 年 6 月。

6 柳叶刀（2023 年 6 月 24 日）https://www.thelancet.com/journals/lancet/article/PIIS0140-6736(23)01296-5/fulltext

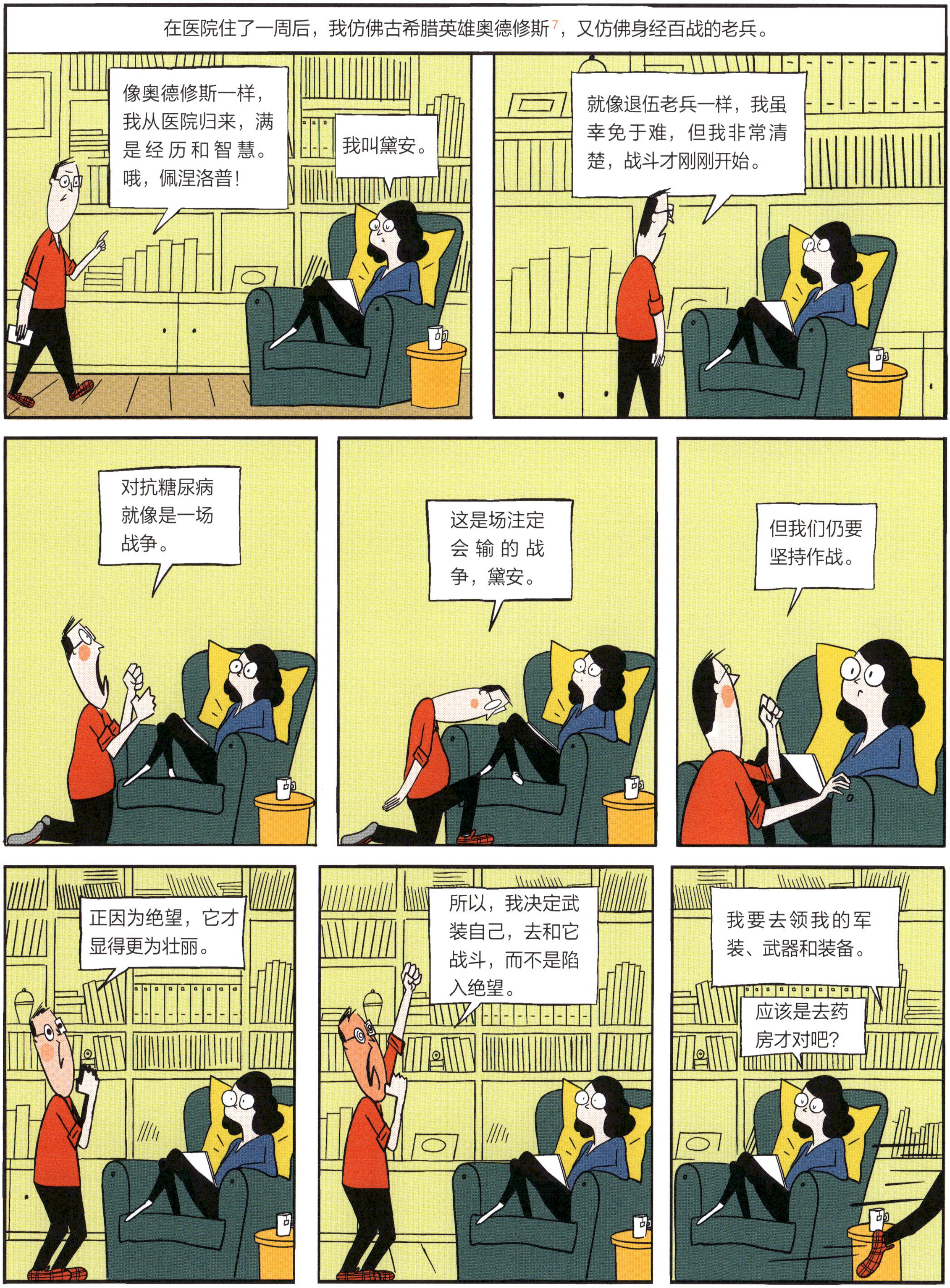
在医院住了一周后，我仿佛古希腊英雄奥德修斯[7]，又仿佛身经百战的老兵。
像奥德修斯一样，我从医院归来，满是经历和智慧。哦，佩涅洛普！
我叫黛安。
就像退伍老兵一样，我虽幸免于难，但我非常清楚，战斗才刚刚开始。
对抗糖尿病就像是一场战争。
这是场注定会输的战争，黛安。
但我们仍要坚持作战。
正因为绝望，它才显得更为壮丽。
所以，我决定武装自己，去和它战斗，而不是陷入绝望。
我要去领我的军装、武器和装备。
应该是去药房才对吧？

7 译者注：《荷马史诗》中的传奇英雄。特洛伊战争之后，他经历了一系列冒险与挑战，最终回到家乡与妻子佩涅洛普团圆。

幸好我有车，因为东西实在是太多了。

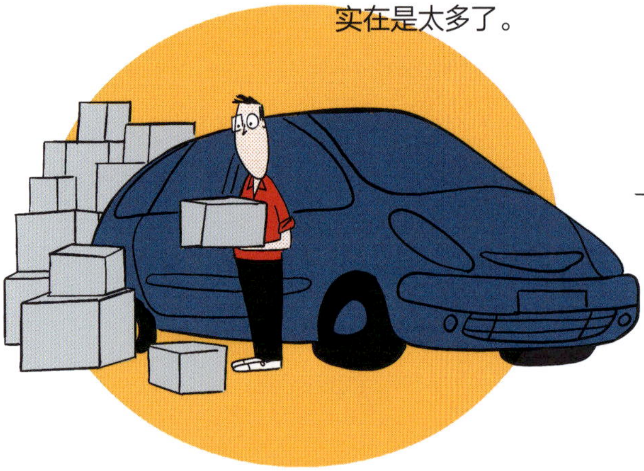

两盒胰岛素针笔（平日用和餐时用），须冷藏保存，

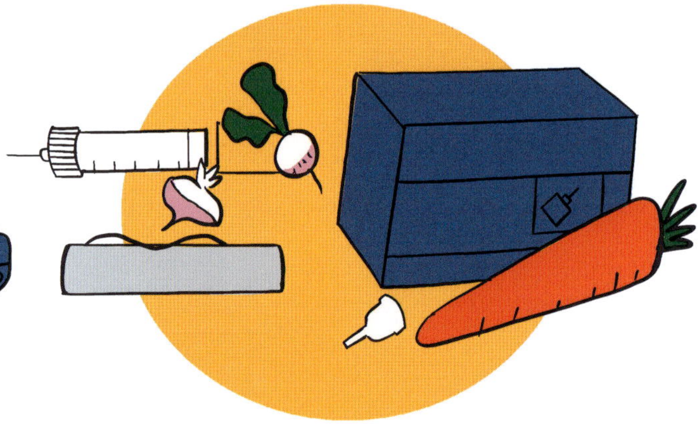

还有一盒配套的针头。

一个采血笔，用来采集指血。

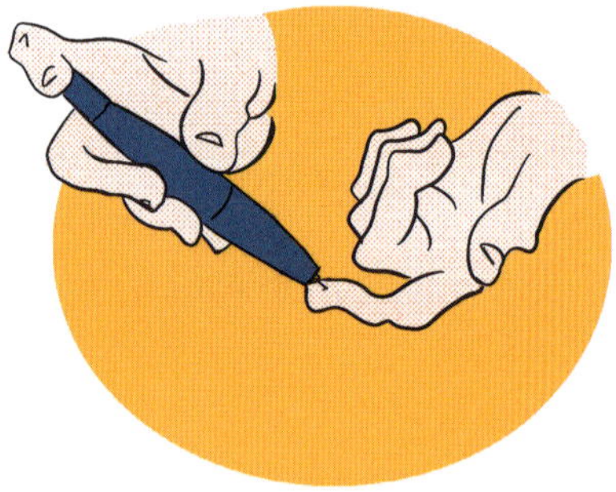

一个血糖仪。

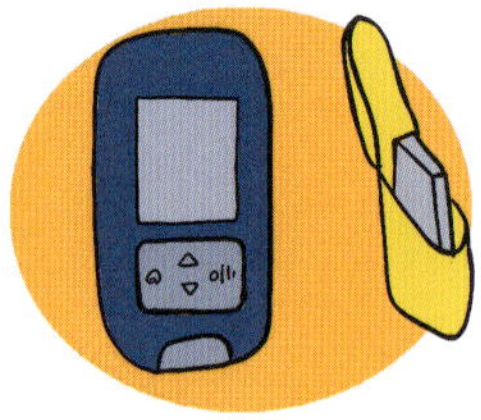

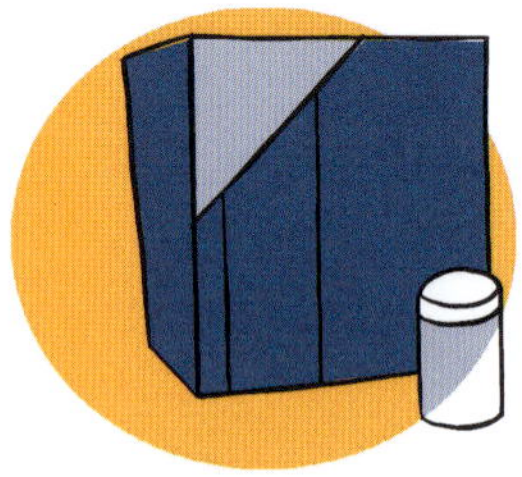

检测所需的试纸，装在另一个盒子里。

一盒 200 根采血针，显然，采血针不同于胰岛素笔配套的针头。

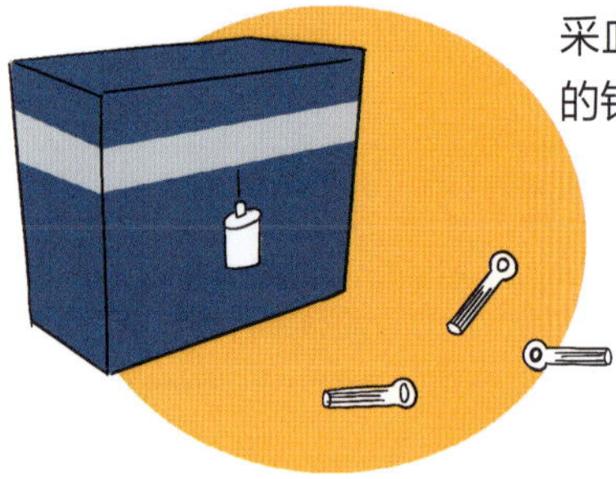

一本记录血糖读数的小册子。

一盒试纸，用于在血糖水平失控时检测尿液中的酮体。

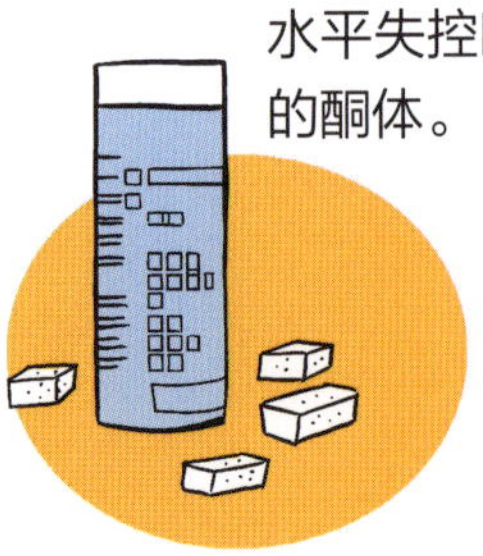

漂亮的荧光黄密封盒，用来丢弃医用废物。

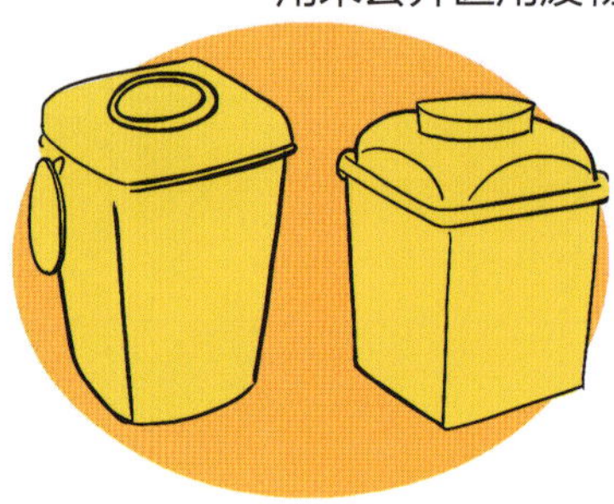

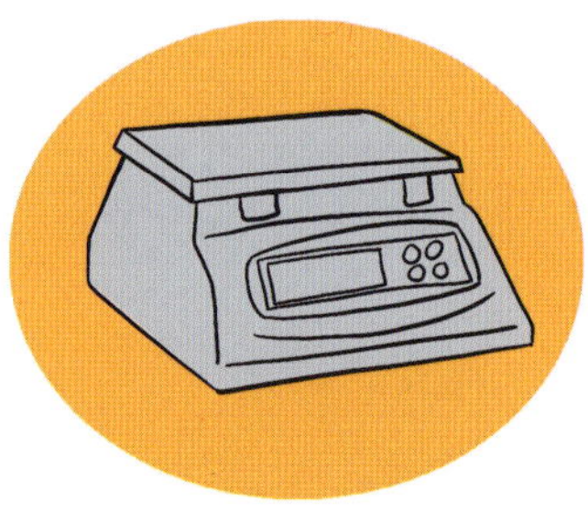

还有……一个用于称量食物的秤，是黛安送的礼物。

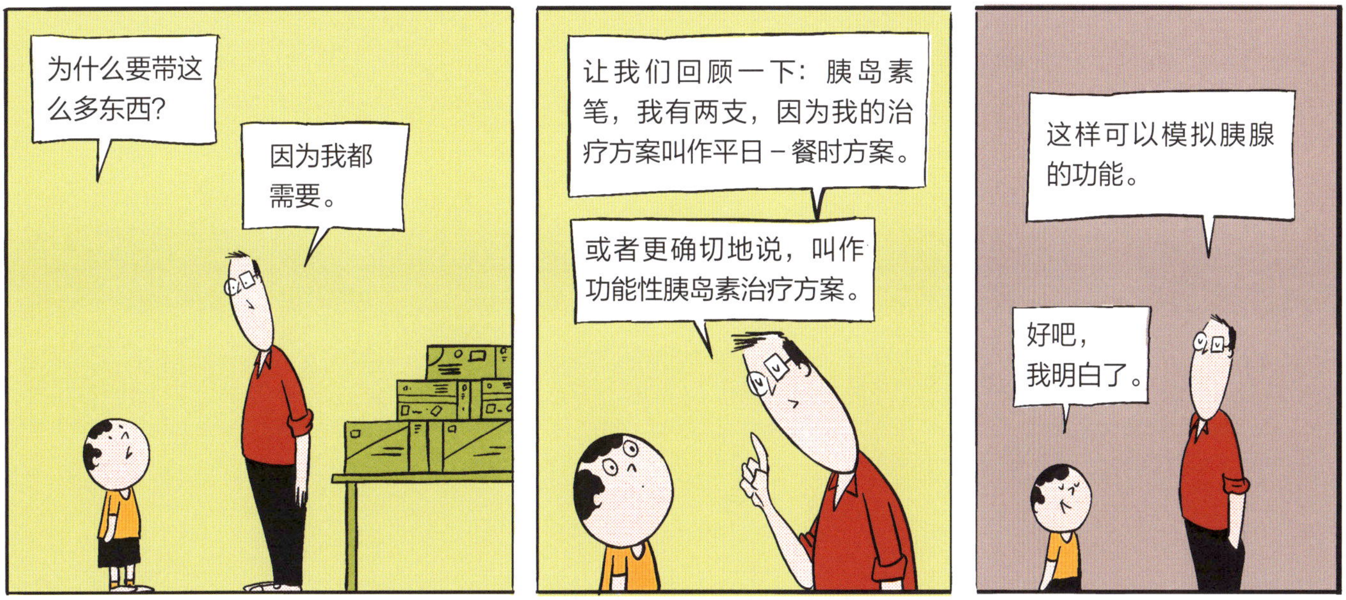
为什么要带这么多东西?
因为我都需要。
让我们回顾一下：胰岛素笔，我有两支，因为我的治疗方案叫作平日－餐时方案。
或者更确切地说，叫作功能性胰岛素治疗方案。
这样可以模拟胰腺的功能。
好吧，我明白了。

我现在完全依赖这些小工具，绝不能没有它们。

尤其是不在家吃饭的时候。

在家里，

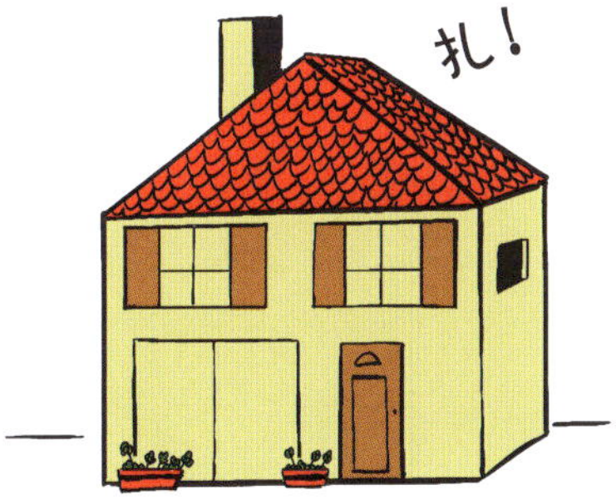
扎！

度假时，

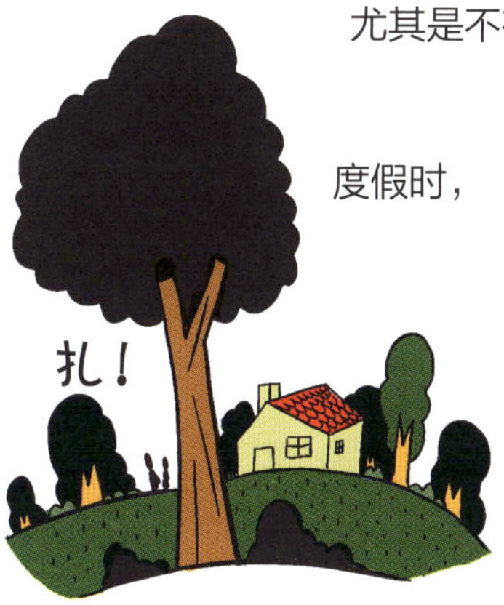
扎！

散步时，

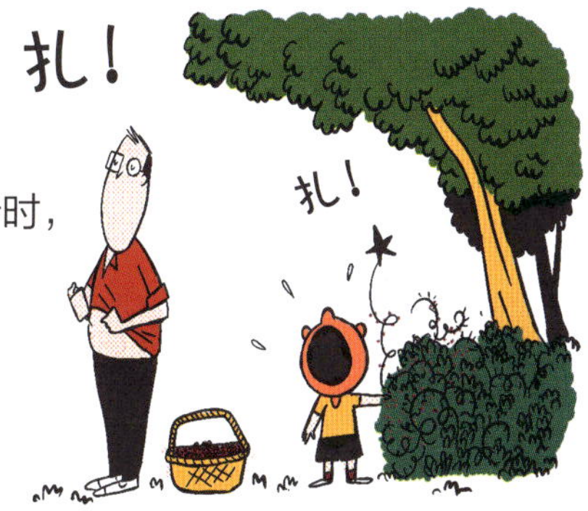
扎！
扎！

最终，我既不像奥德修斯，也不像退伍老兵，而是像这样：我背着的不是房子，而是我的设备。

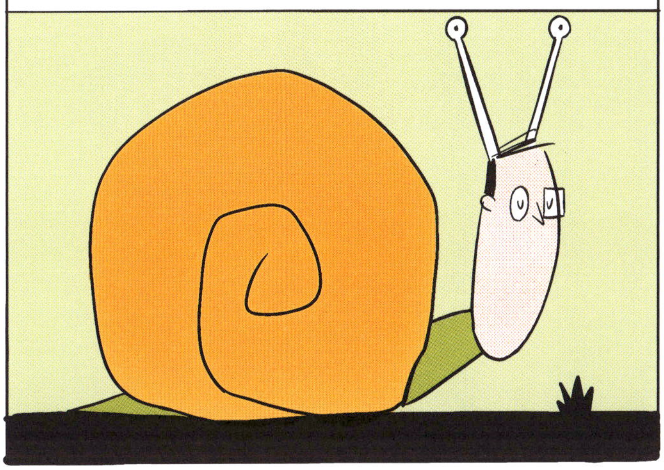

所有这些工具都有明显的医疗用途，从今天起，它们都成为了我的必需品，并占据了我生活重要的一部分。

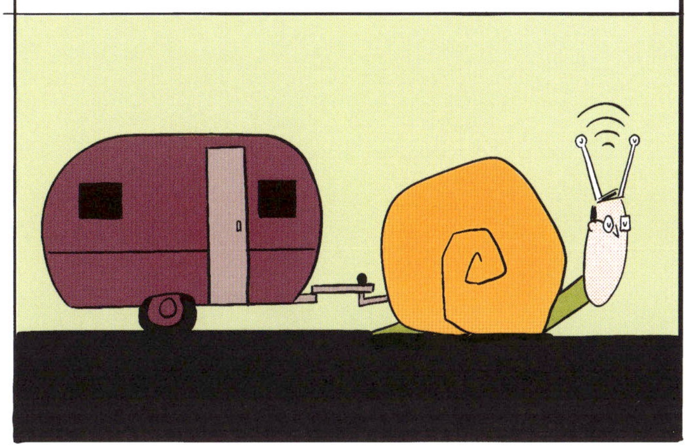

从一大早就不得安生。我需要测血糖。

我拿起血糖仪。

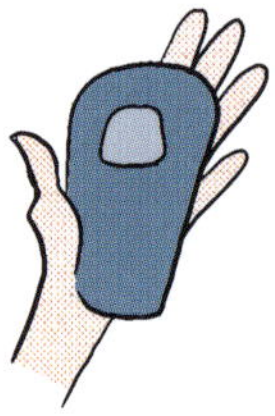

放上一张试纸。

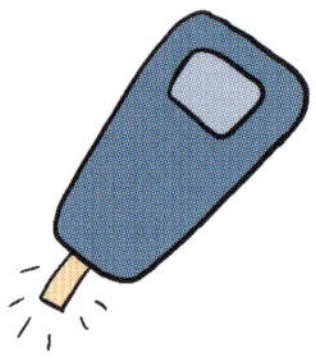

把针插入采血笔。

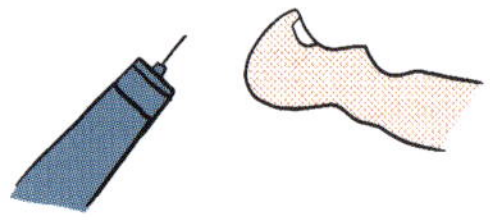

将血液挤到手指尖，

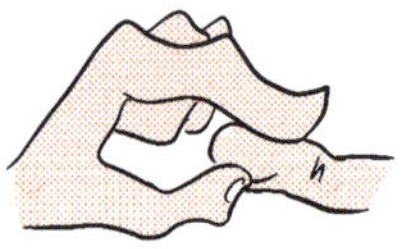

然后扎一下。

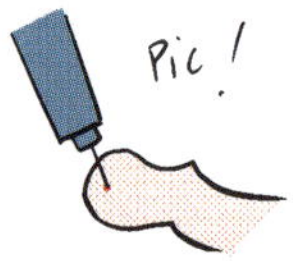

将血液收集在试纸上，

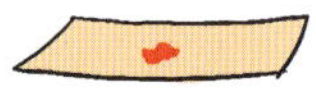

等待结果。

每天早晨，我都会重复前一天的流程……

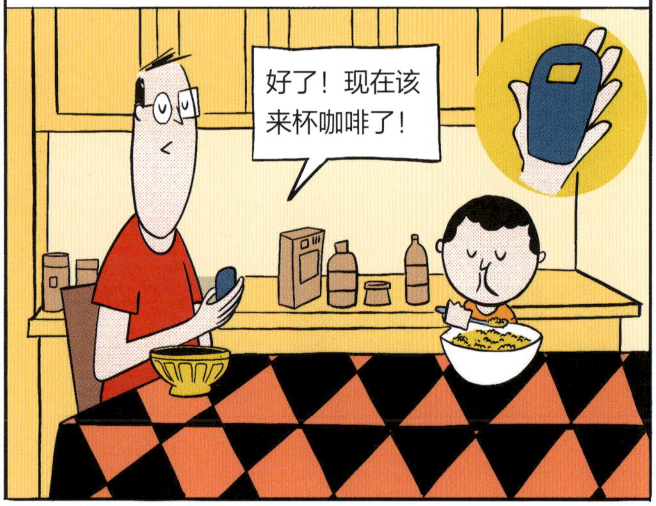

但那都是过去的事了，因为现在我是个联网型男人。

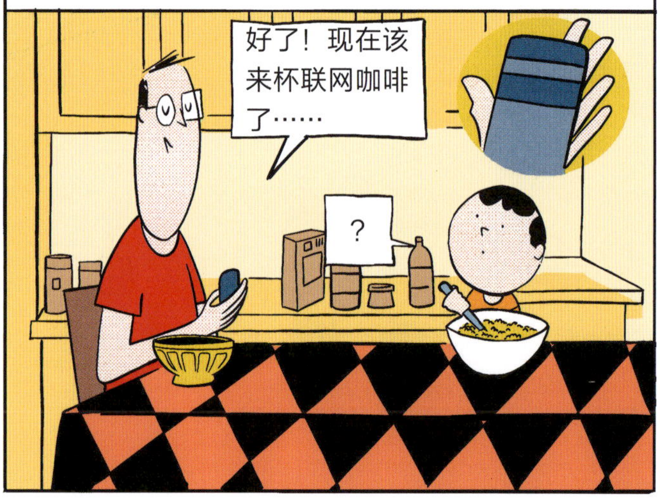

我现在配备了连续血糖监测仪。

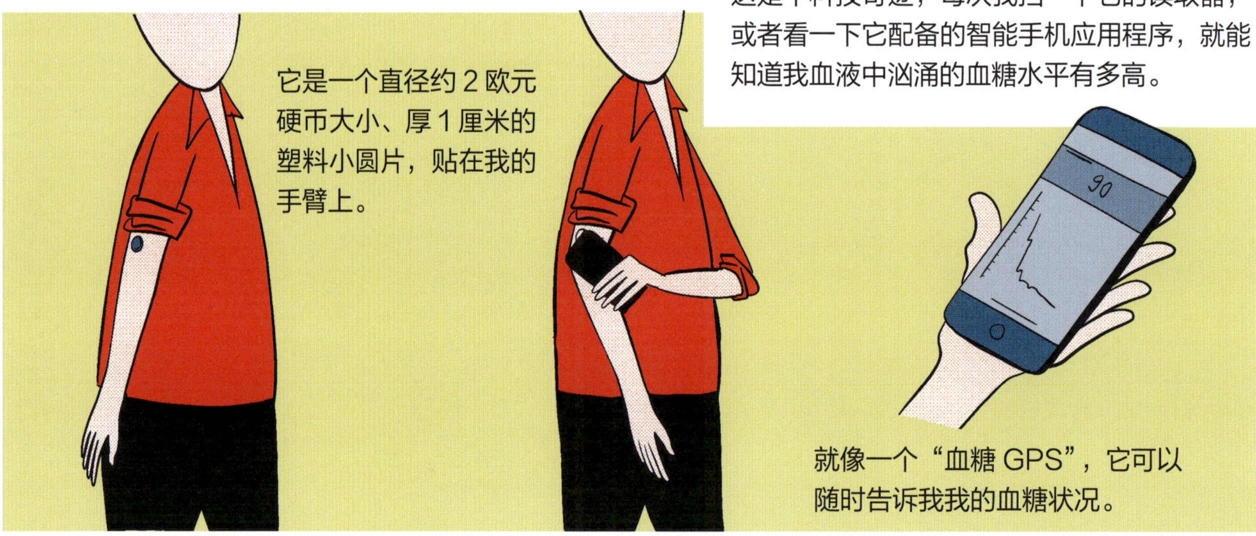

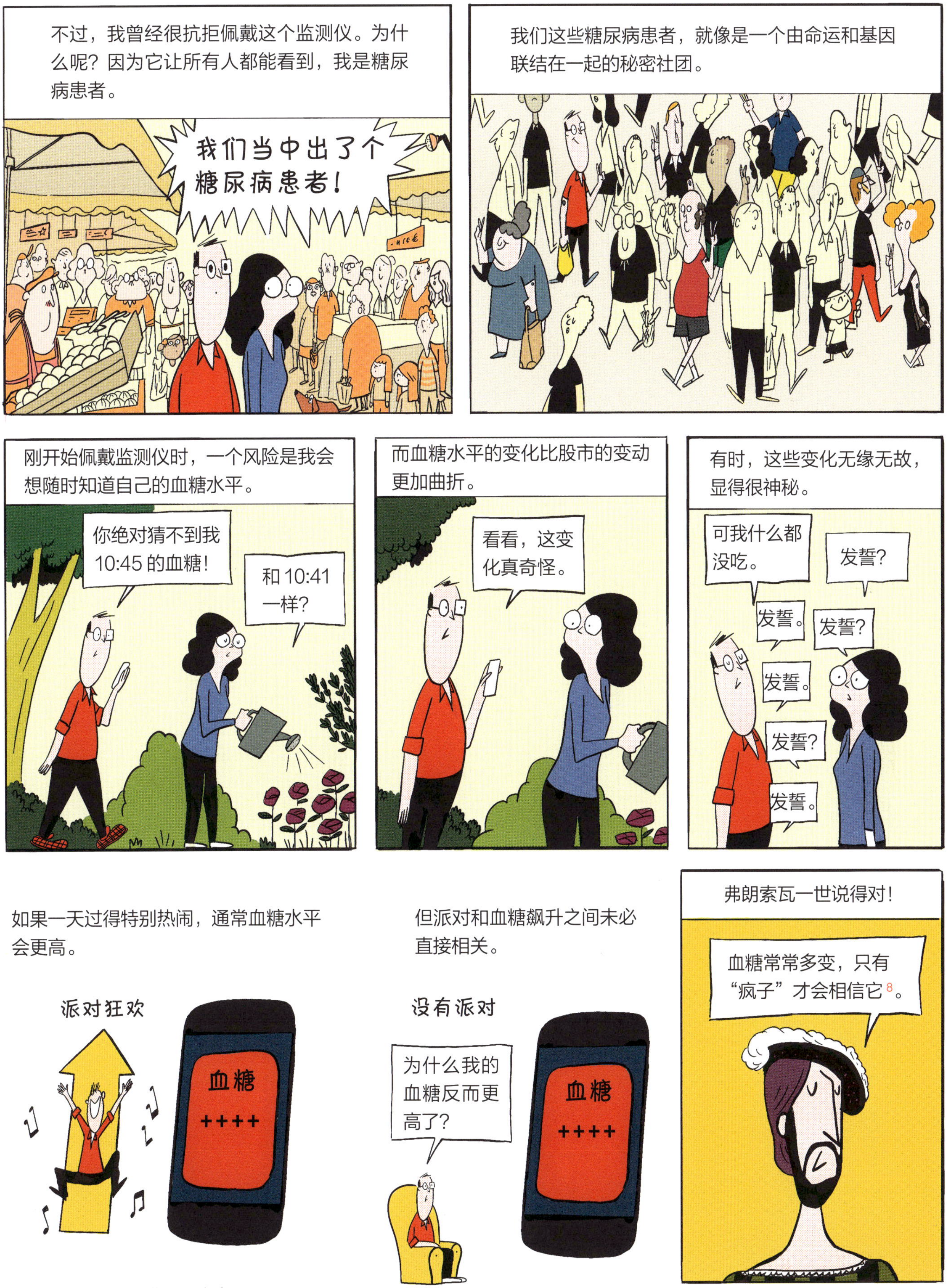
不过，我曾经很抗拒佩戴这个监测仪。为什么呢？因为它让所有人都能看到，我是糖尿病患者。
我们当中出了个糖尿病患者！
我们这些糖尿病患者，就像是一个由命运和基因联结在一起的秘密社团。
刚开始佩戴监测仪时，一个风险是我会想随时知道自己的血糖水平。
你绝对猜不到我10:45的血糖！
和10:41一样？
而血糖水平的变化比股市的变动更加曲折。
看看，这变化真奇怪。
有时，这些变化无缘无故，显得很神秘。
可我什么都没吃。
发誓？
发誓。
发誓？
发誓。
发誓？
发誓。
如果一天过得特别热闹，通常血糖水平会更高。
派对狂欢
血糖
++++
但派对和血糖飙升之间未必直接相关。
没有派对
为什么我的血糖反而更高了？
血糖
++++
弗朗索瓦一世说得对！
血糖常常多变，只有“疯子”才会相信它[8]。

8 医生提示：血糖监测很重要。

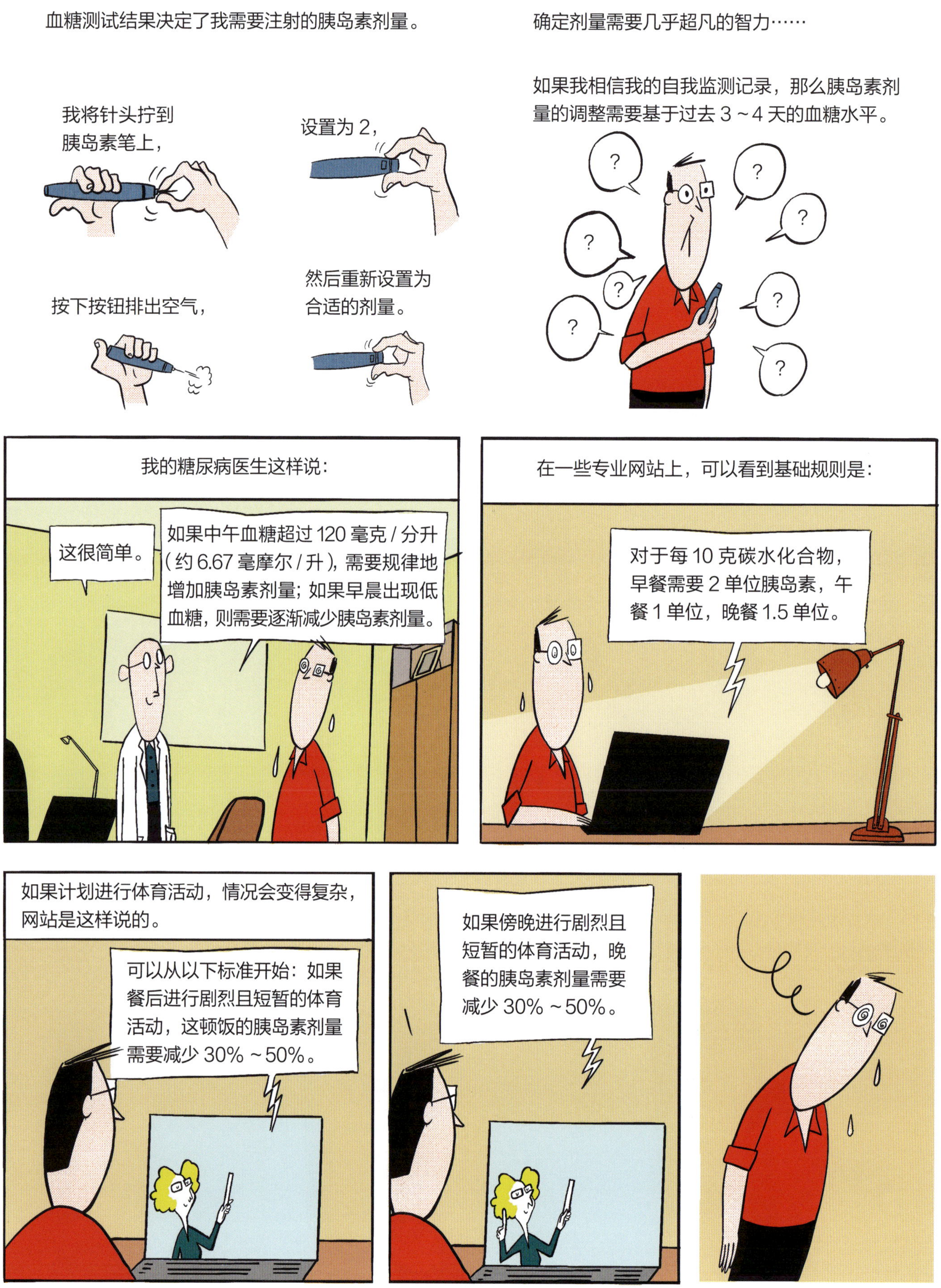
血糖测试结果决定了我需要注射的胰岛素剂量。
我将针头拧到
胰岛素笔上，
设置为 2，
按下按钮排出空气，
然后重新设置为
合适的剂量。
确定剂量需要几乎超凡的智力……
如果我相信我的自我监测记录，那么胰岛素剂
量的调整需要基于过去 3 ~ 4 天的血糖水平。
?
我的糖尿病医生这样说：
这很简单。
如果中午血糖超过 120 毫克 / 分升（约 6.67 毫摩尔 / 升），需要规律地增加胰岛素剂量；如果早晨出现低血糖，则需要逐渐减少胰岛素剂量。
在一些专业网站上，可以看到基础规则是：
对于每 10 克碳水化合物，早餐需要 2 单位胰岛素，午餐 1 单位，晚餐 1.5 单位。
如果计划进行体育活动，情况会变得复杂，网站是这样说的。
可以从以下标准开始：如果餐后进行剧烈且短暂的体育活动，这顿饭的胰岛素剂量需要减少 30% ~ 50%。
如果傍晚进行剧烈且短暂的体育活动，晚餐的胰岛素剂量需要减少 30% ~ 50%。

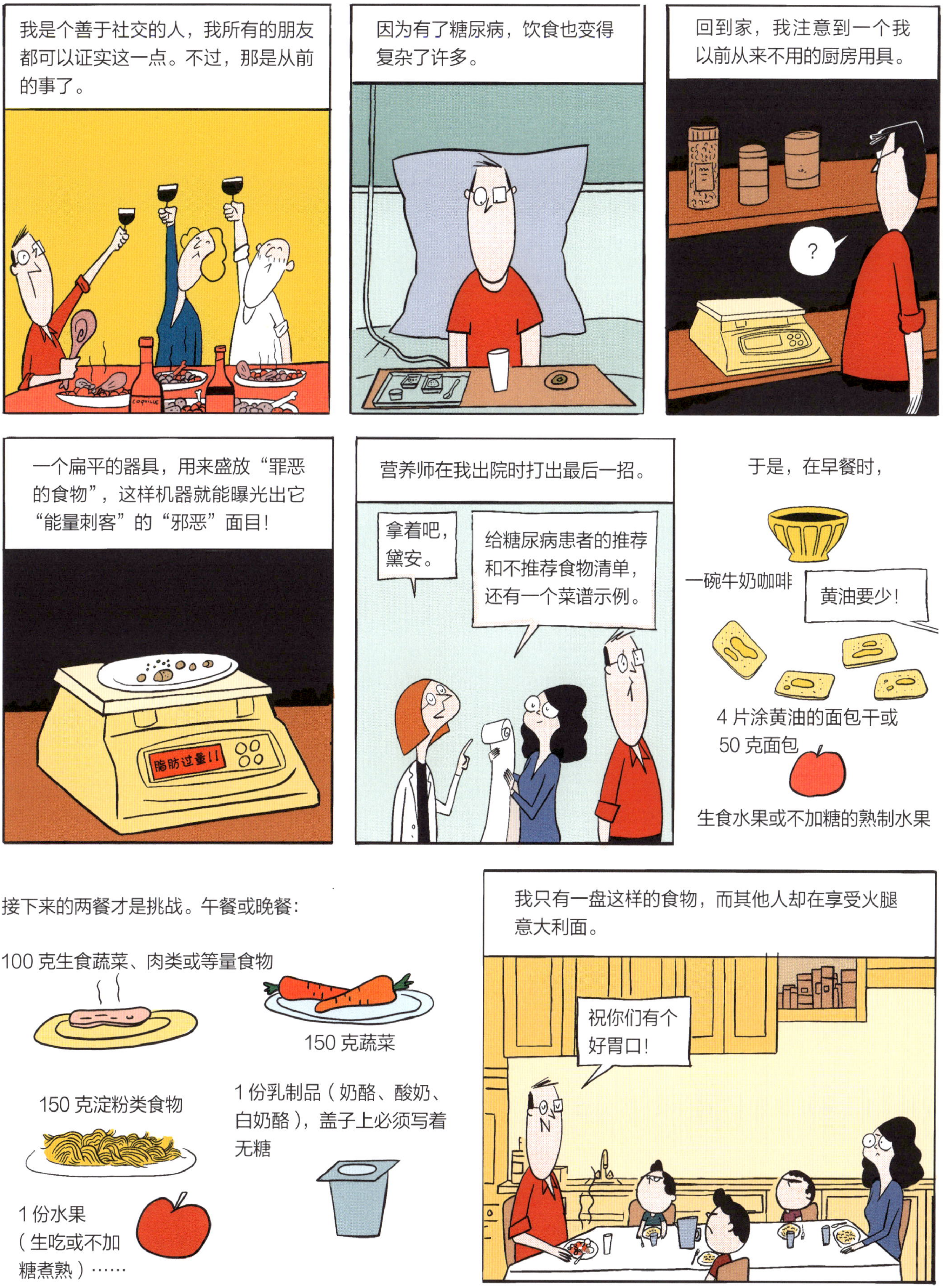
我是个善于社交的人，我所有的朋友都可以证实这一点。不过，那是从前的事了。
因为有了糖尿病，饮食也变得复杂了许多。
回到家，我注意到一个我以前从来不用的厨房用具。
?
一个扁平的器具，用来盛放“罪恶的食物”，这样机器就能曝光出它“能量刺客”的“邪恶”面目！
脂肪过量!!
营养师在我出院时打出最后一招。
拿着吧，黛安。
给糖尿病患者的推荐和不推荐食物清单，还有一个菜谱示例。
于是，在早餐时，
一碗牛奶咖啡
黄油要少！
4 片涂黄油的面包干或 50 克面包
生食水果或不加糖的熟制水果
接下来的两餐才是挑战。午餐或晚餐：
100 克生食蔬菜、肉类或等量食物
150 克蔬菜
150 克淀粉类食物
1 份乳制品（奶酪、酸奶、白奶酪），盖子上必须写着无糖
1 份水果（生吃或不加糖煮熟）……
我只有一盘这样的食物，而其他人却在享受火腿意大利面。
祝你们有个好胃口！

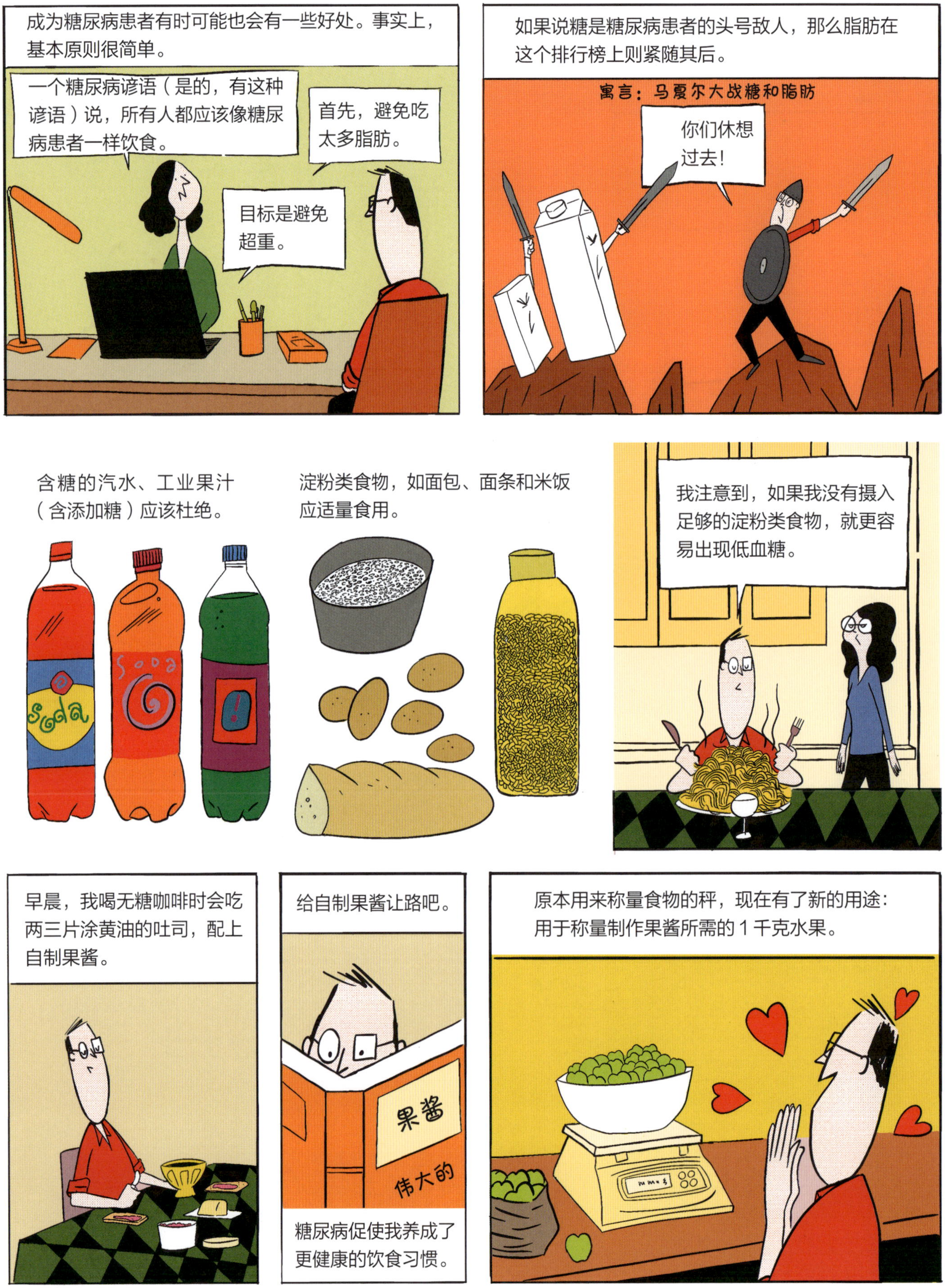
成为糖尿病患者有时可能也会有一些好处。事实上，基本原则很简单。
一个糖尿病谚语（是的，有这种谚语）说，所有人都应该像糖尿病患者一样饮食。
首先，避免吃太多脂肪。
目标是避免超重。
如果说糖是糖尿病患者的头号敌人，那么脂肪在这个排行榜上则紧随其后。
寓言：马夏尔大战糖和脂肪
你们休想过去！
含糖的汽水、工业果汁（含添加糖）应该杜绝。
Soda
Soda
淀粉类食物，如面包、面条和米饭应适量食用。
我注意到，如果我没有摄入足够的淀粉类食物，就更容易出现低血糖。
早晨，我喝无糖咖啡时会吃两三片涂黄油的吐司，配上自制果酱。
给自制果酱让路吧。
果酱
伟大的
糖尿病促使我养成了更健康的饮食习惯。
原本用来称量食物的秤，现在有了新的用途：用于称量制作果酱所需的 1 千克水果。

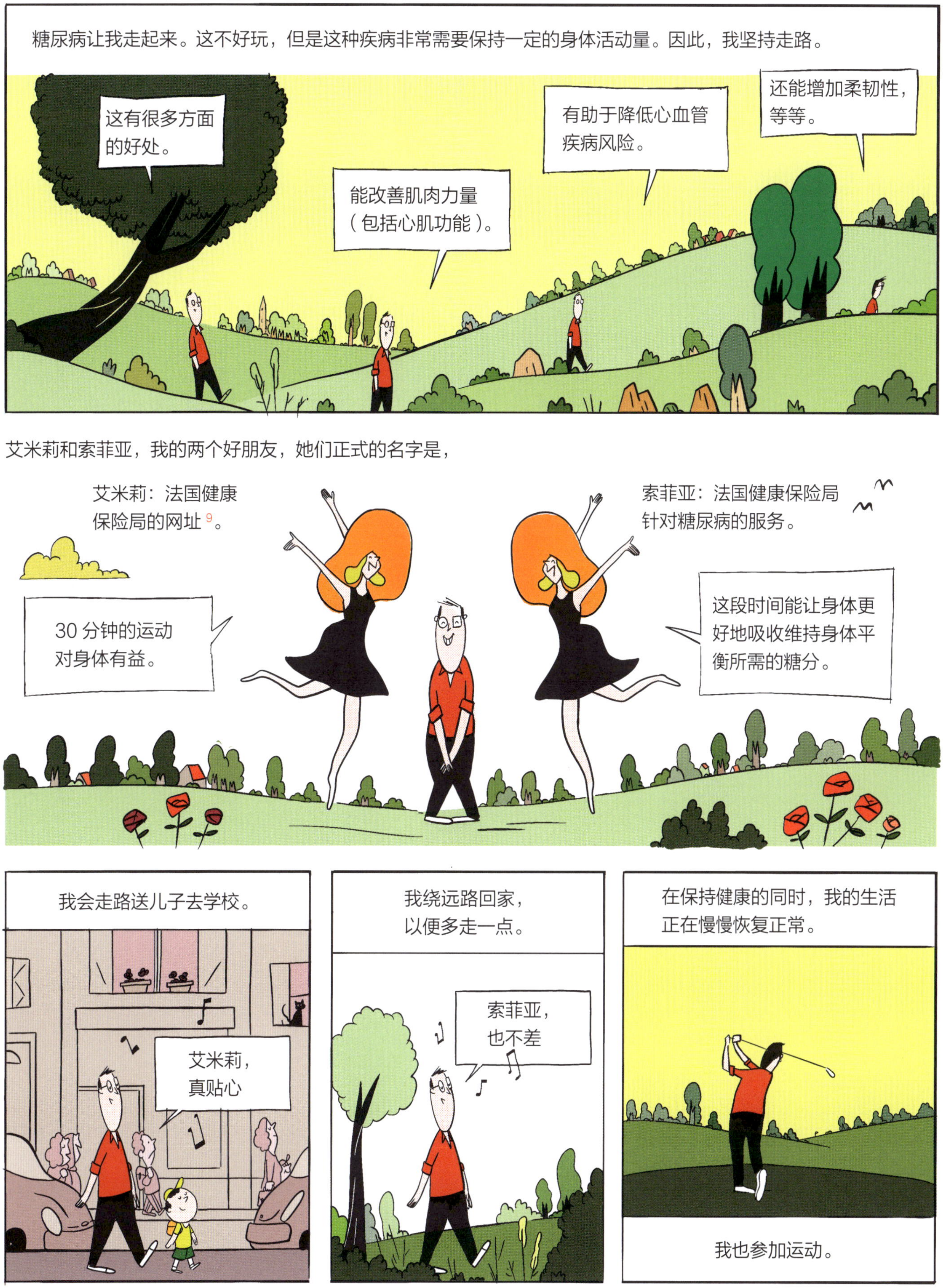
糖尿病让我走起来。这不好玩，但是这种疾病非常需要保持一定的身体活动量。因此，我坚持走路。
这有很多方面的好处。
能改善肌肉力量（包括心肌功能）。
有助于降低心血管疾病风险。
还能增加柔韧性，等等。
艾米莉和索菲亚，我的两个好朋友，她们正式的名字是，
艾米莉：法国健康保险局的网址[9]。
索菲亚：法国健康保险局针对糖尿病的服务。
30 分钟的运动对身体有益。
这段时间能让身体更好地吸收维持身体平衡所需的糖分。
我会走路送儿子去学校。
艾米莉，真贴心
我绕远路回家，以便多走一点。
索菲亚，也不差
在保持健康的同时，我的生活正在慢慢恢复正常。
我也参加运动。

9 译者注：*www.ameli.fr*。

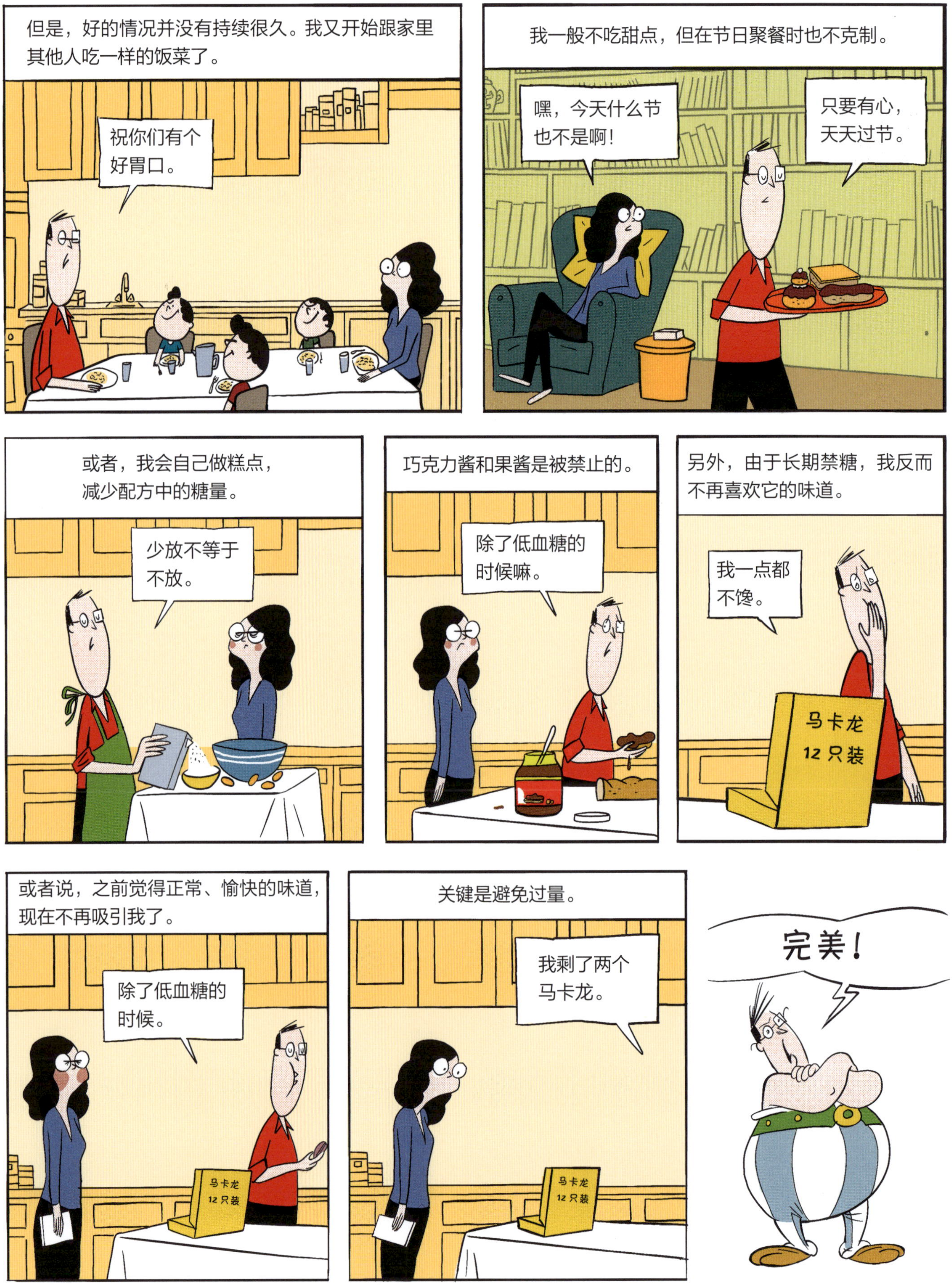

但是，好的情况并没有持续很久。我又开始跟家里其他人吃一样的饭菜了。
祝你们有个好胃口。
我一般不吃甜点，但在节日聚餐时也不克制。
嘿，今天什么节也不是啊！
只要有心，天天过节。
或者，我会自己做糕点，减少配方中的糖量。
少放不等于不放。
巧克力酱和果酱是被禁止的。
除了低血糖的时候嘛。
另外，由于长期禁糖，我反而不再喜欢它的味道。
我一点都不馋。
马卡龙
12只装
或者说，之前觉得正常、愉快的味道，现在不再吸引我了。
除了低血糖的时候。
马卡龙
12只装
关键是避免过量。
我剩了两个马卡龙。
马卡龙
12只装
完美！

聚焦知识

糖尿病是一种慢性疾病，其特征是血糖过高，也称为高血糖。

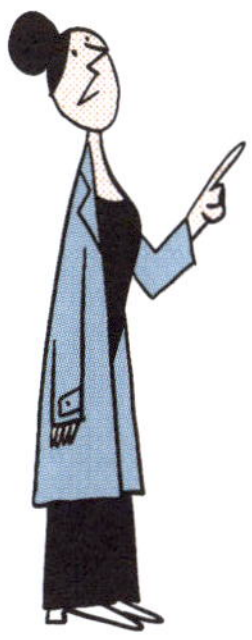

世界卫生组织表示，如果空腹（至少 8 小时未进食）血糖浓度在两次连续检测中等于或高于 126mg/dL 或 7mmol/L，就可被认为是糖尿病。

空腹血糖可能不准确——由于未能遵循禁食规则或压力等。空腹血糖只提供了某一时刻的血糖状况。

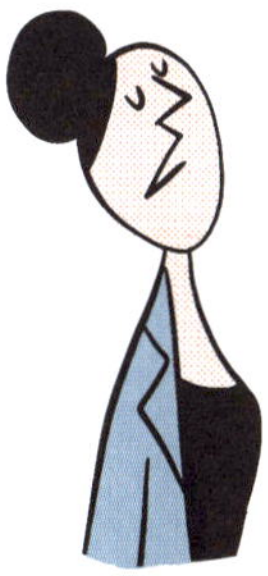

因此，我们更倾向于使用另一个检测项目，即糖化血红蛋白（HbA1c）。可以检测血液中与糖结合的血红蛋白的百分比，反映过去三个月的平均血糖水平。

法国国家卫生管理局规定

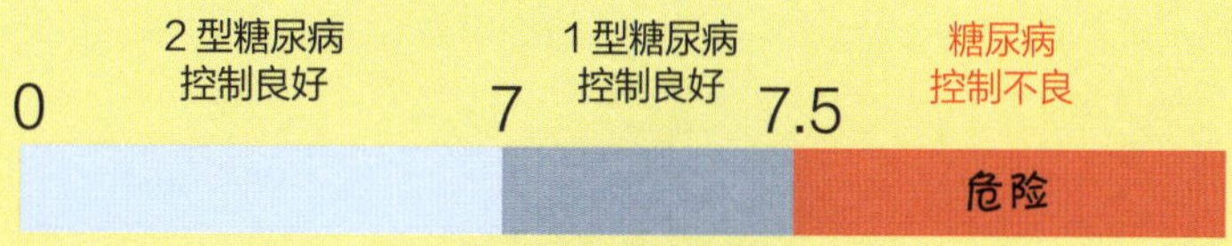

糖化血红蛋白水平

为了确保糖尿病得到良好控制，1 型糖尿病患者和接受胰岛素治疗的 2 型糖尿病患者必须定期测量他们的血糖。

化验检查：测量空腹血糖，并且每三个月测一次糖化血红蛋白。

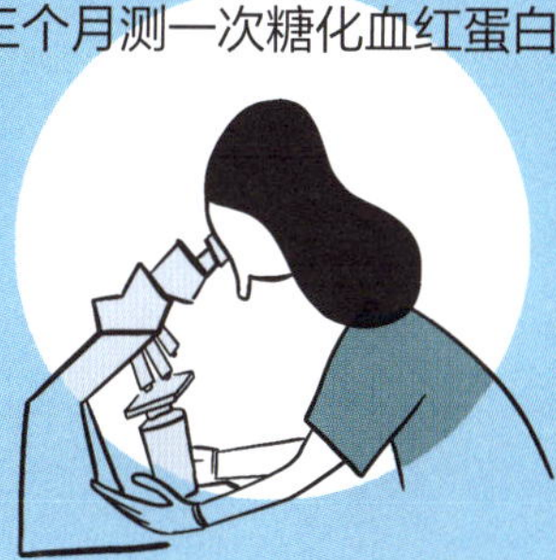

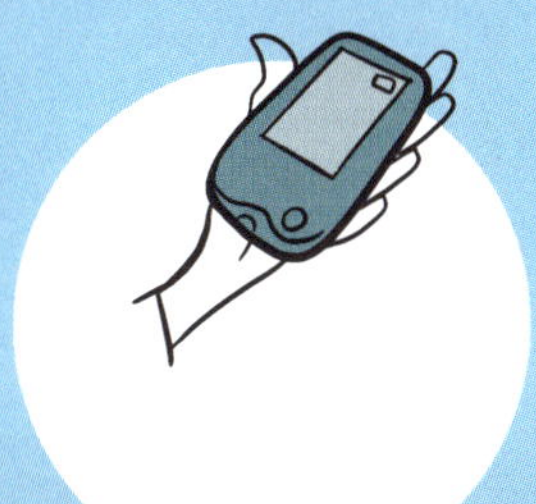

使用血糖仪：每日多次，通过采一滴血检测毛细血管血糖。

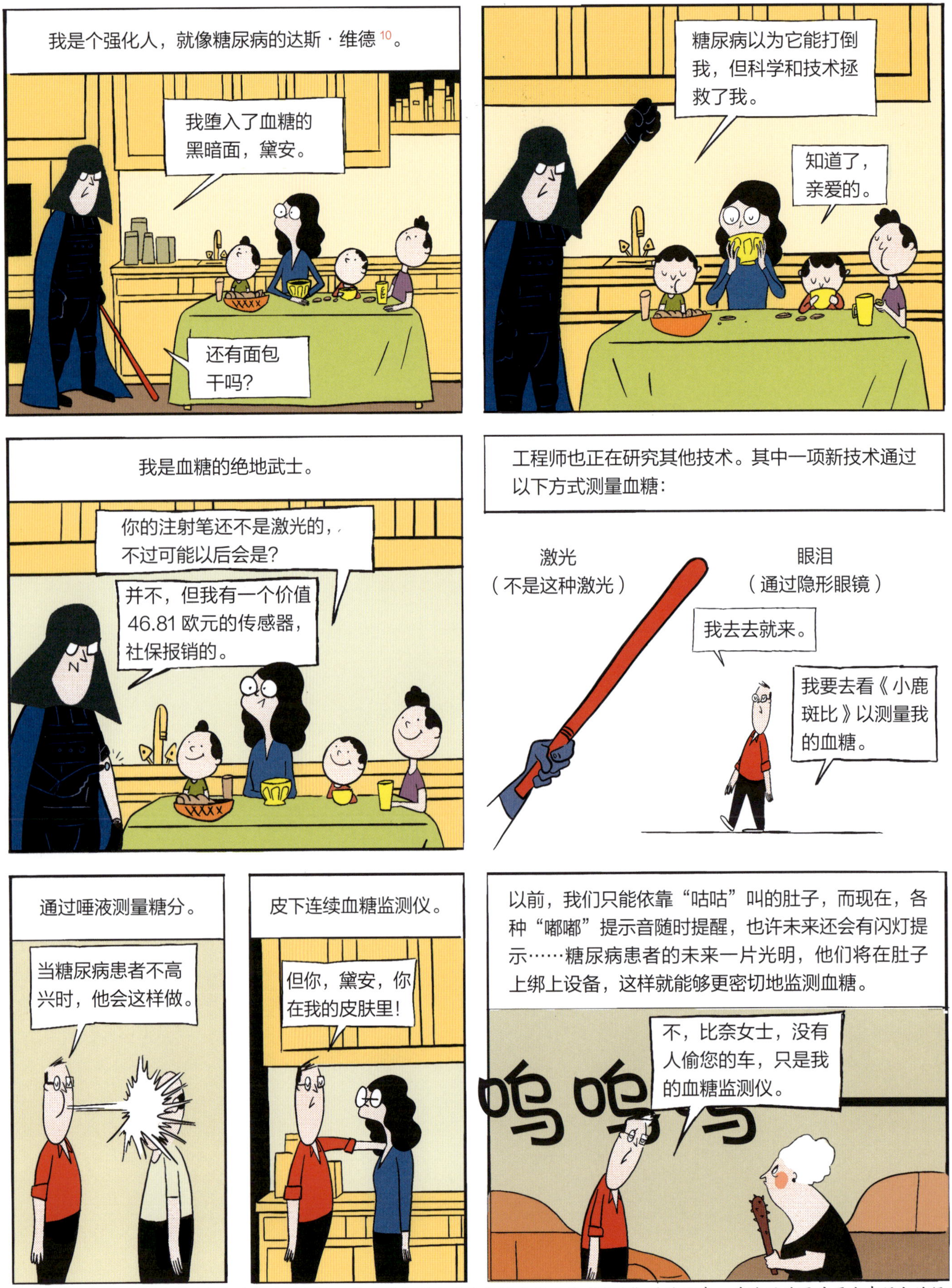

我是个强化人，就像糖尿病的达斯·维德[10]。
我堕入了血糖的黑暗面，黛安。
还有面包干吗？
糖尿病以为它能打倒我，但科学和技术拯救了我。
知道了，亲爱的。
我是血糖的绝地武士。
你的注射笔还不是激光的，不过可能以后会是？
并不，但我有一个价值46.81欧元的传感器，社保报销的。
工程师也正在研究其他技术。其中一项新技术通过以下方式测量血糖：
激光
（不是这种激光）
眼泪
（通过隐形眼镜）
我去去就来。
我要去看《小鹿斑比》以测量我的血糖。
通过唾液测量糖分。
当糖尿病患者不高兴时，他会这样做。
皮下连续血糖监测仪。
但你，黛安，你在我的皮肤里！
以前，我们只能依靠“咕咕”叫的肚子，而现在，各种“嘟嘟”提示音随时提醒，也许未来还会有闪灯提示……糖尿病患者的未来一片光明，他们将在肚子上绑上设备，这样就能够更密切地监测血糖。
呜呜呜
不，比奈女士，没有人偷您的车，只是我的血糖监测仪。

10 译者注：系列电影《星球大战》中的角色，是系列电影中虚构的超自然力量“原力”的使用者，其使用的黑暗原力有强大的侵略性和攻击力。其身体多处受损，依靠包裹全身的生命维持系统生活。

技术进步改变了我对血糖监测的看法。

对糖尿病患者来说，最烦琐的事情之一，就是每天至少要测 3 次血糖，来确定血糖水平。

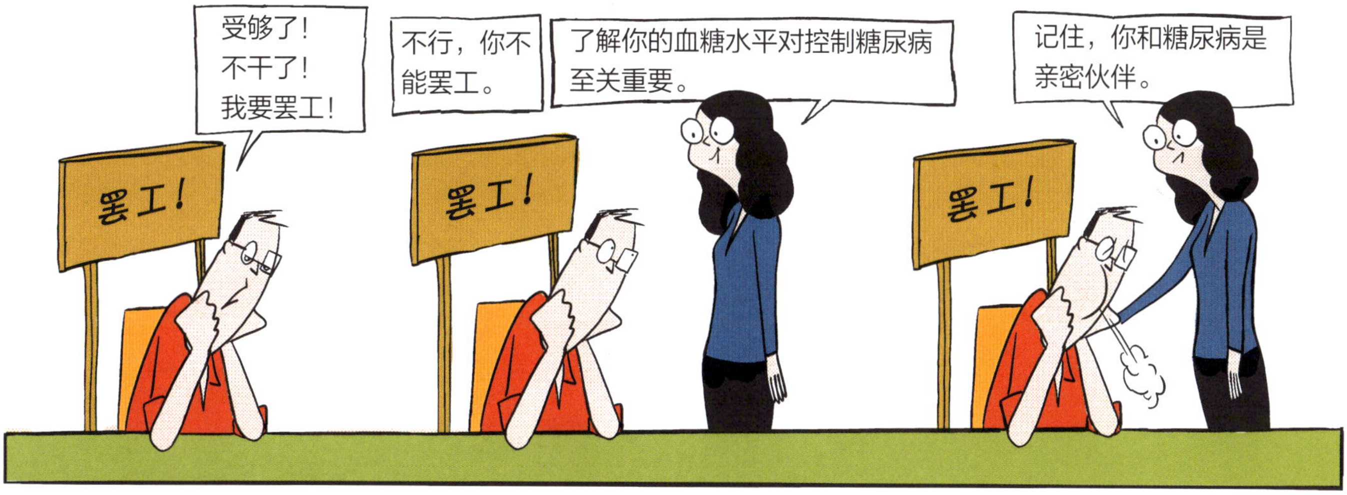

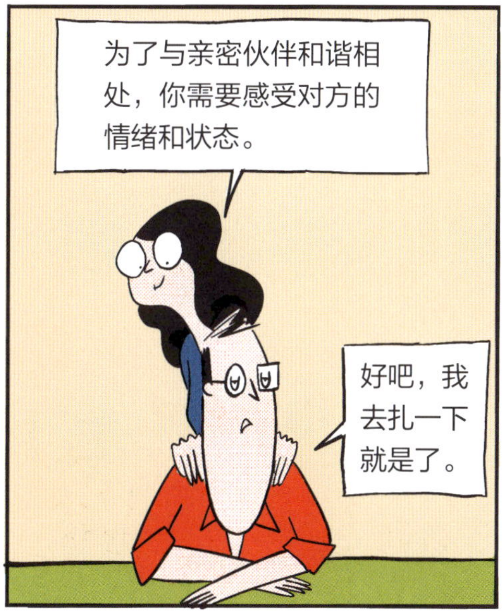

于是，很长一段时间里，我的日常是这样的：

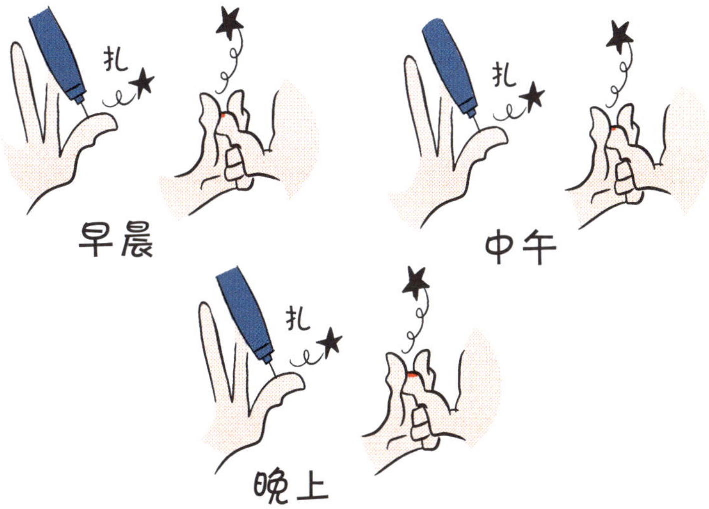

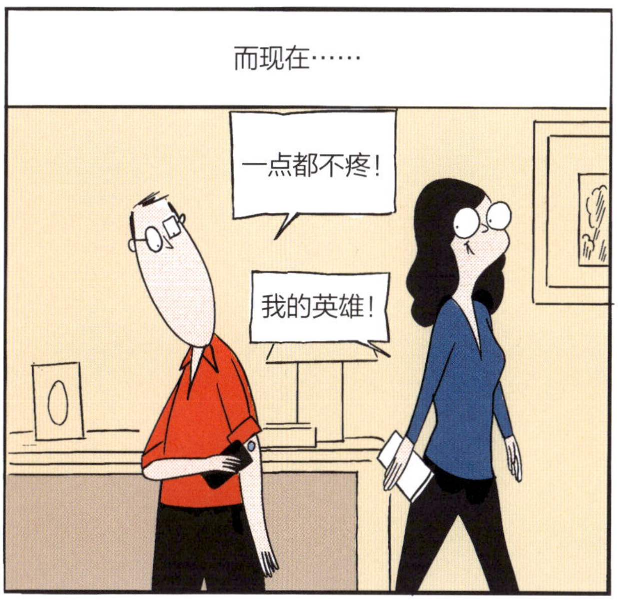

随着时间和经验的增加，我对自己的身体形成了敏锐的感知。

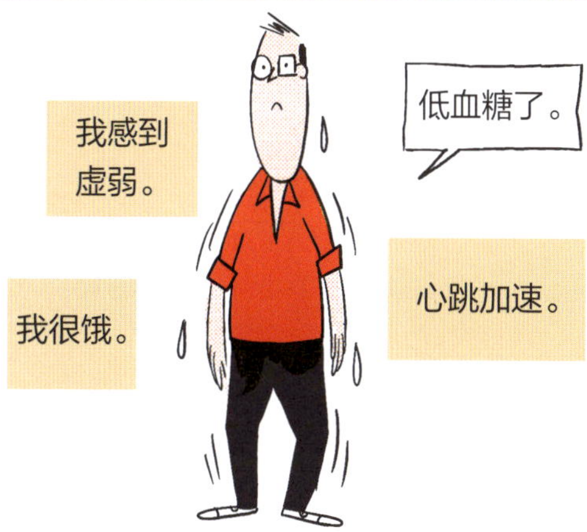

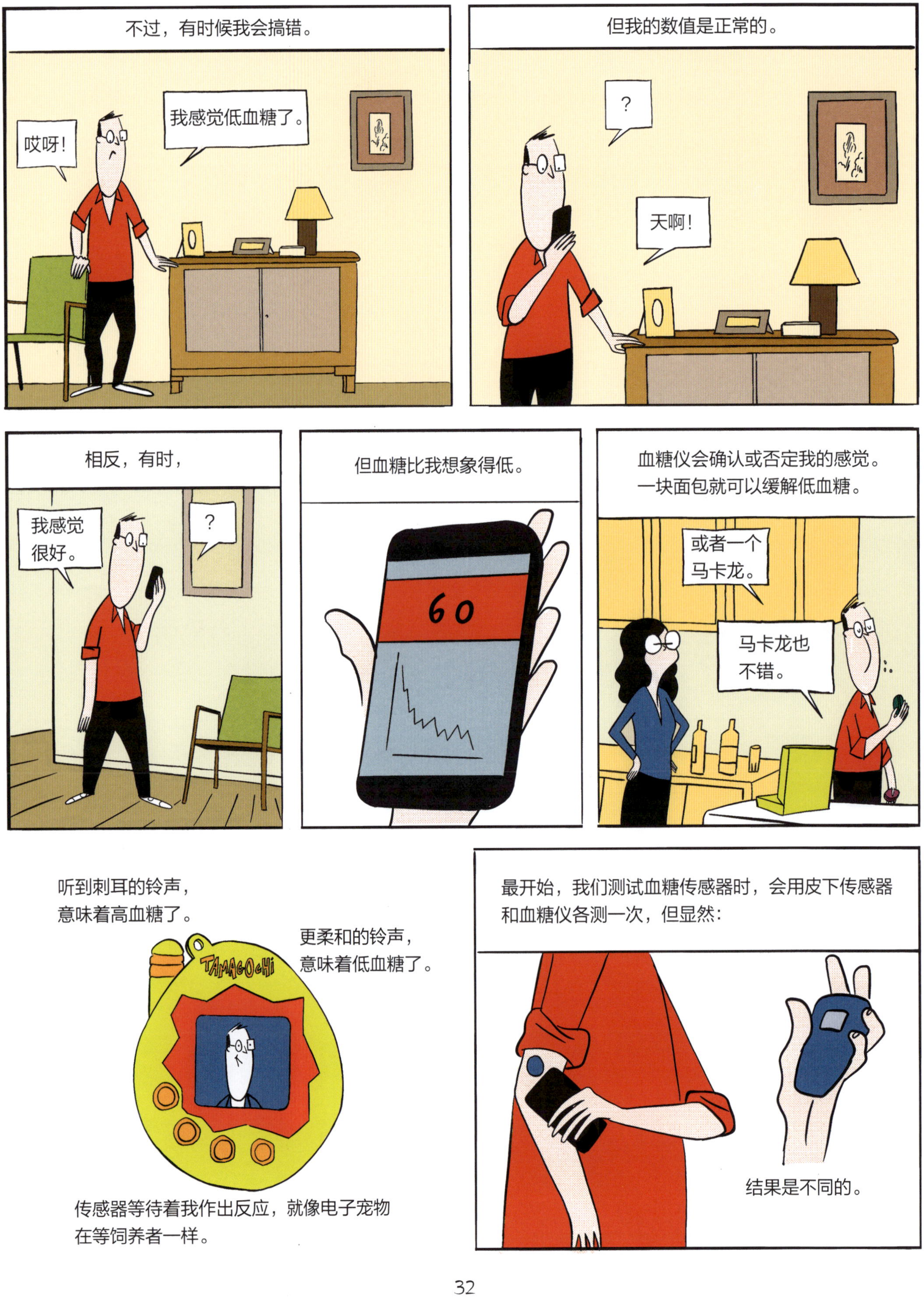
不过，有时候我会搞错。
哎呀！
我感觉低血糖了。
但我的数值是正常的。
？
天啊！
相反，有时，
我感觉很好。
？
但血糖比我想象得低。
60
血糖仪会确认或否定我的感觉。一块面包就可以缓解低血糖。
或者一个马卡龙。
马卡龙也不错。
听到刺耳的铃声，意味着高血糖了。
更柔和的铃声，意味着低血糖了。
TAMAGOCHi
传感器等待着我作出反应，就像电子宠物在等饲养者一样。
最开始，我们测试血糖传感器时，会用皮下传感器和血糖仪各测一次，但显然：
结果是不同的。

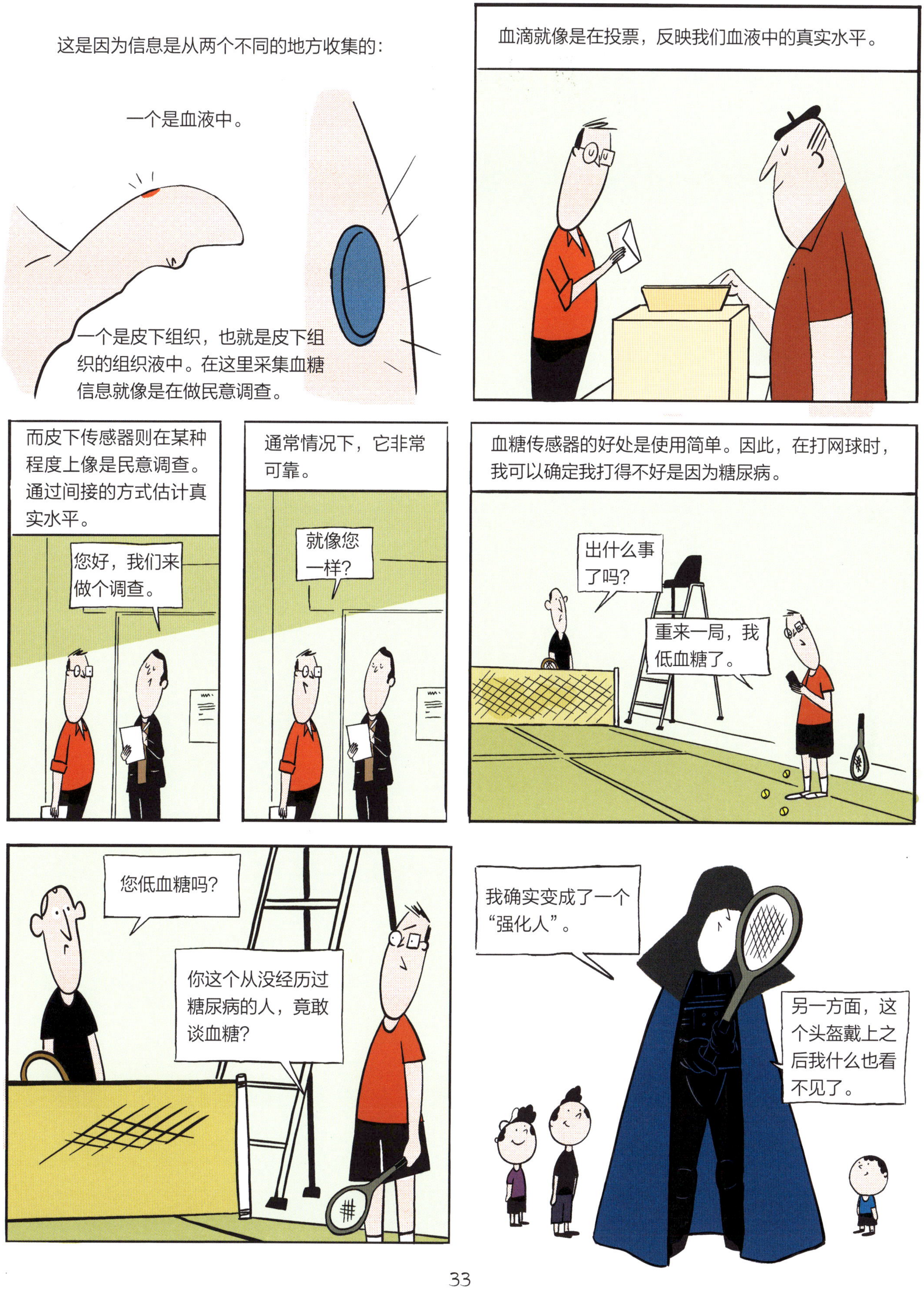
这是因为信息是从两个不同的地方收集的：
一个是血液中。
一个是皮下组织，也就是皮下组织的组织液中。在这里采集血糖信息就像是在做民意调查。
血滴就像是在投票，反映我们血液中的真实水平。
而皮下传感器则在某种程度上像是民意调查。通过间接的方式估计真实水平。
您好，我们来做个调查。
通常情况下，它非常可靠。
就像您一样？
血糖传感器的好处是使用简单。因此，在打网球时，我可以确定我打得不好是因为糖尿病。
出什么事了吗？
重来一局，我低血糖了。
您低血糖吗？
你这个从没经历过糖尿病的人，竟敢谈血糖？
我确实变成了一个“强化人”。
另一方面，这个头盔戴上之后我什么也看不见了。

聚焦知识

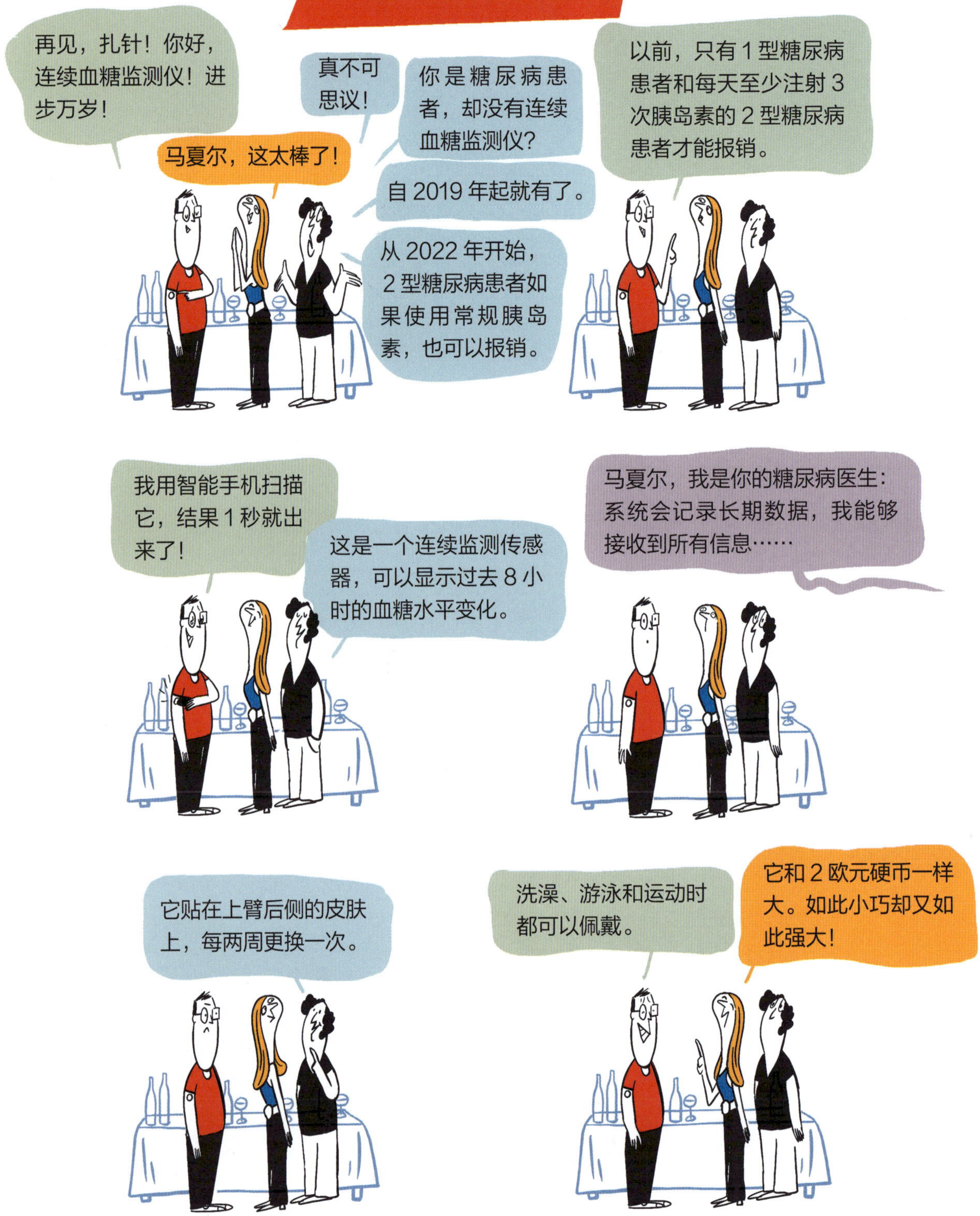
再见，扎针！你好，连续血糖监测仪！进步万岁！
马夏尔，这太棒了！
真不可思议！
你是糖尿病患者，却没有连续血糖监测仪？
自 2019 年起就有了。
从 2022 年开始，2 型糖尿病患者如果使用常规胰岛素，也可以报销。
以前，只有 1 型糖尿病患者和每天至少注射 3 次胰岛素的 2 型糖尿病患者才能报销。
我用智能手机扫描它，结果 1 秒就出来了！
这是一个连续监测传感器，可以显示过去 8 小时的血糖水平变化。
马夏尔，我是你的糖尿病医生：系统会记录长期数据，我能够接收到所有信息……
它贴在上臂后侧的皮肤上，每两周更换一次。
洗澡、游泳和运动时都可以佩戴。
它和 2 欧元硬币一样大。如此小巧却又如此强大！

抱歉，各位平民，去看糖尿病医生可是需要资格的！这就像是去朝圣一样。

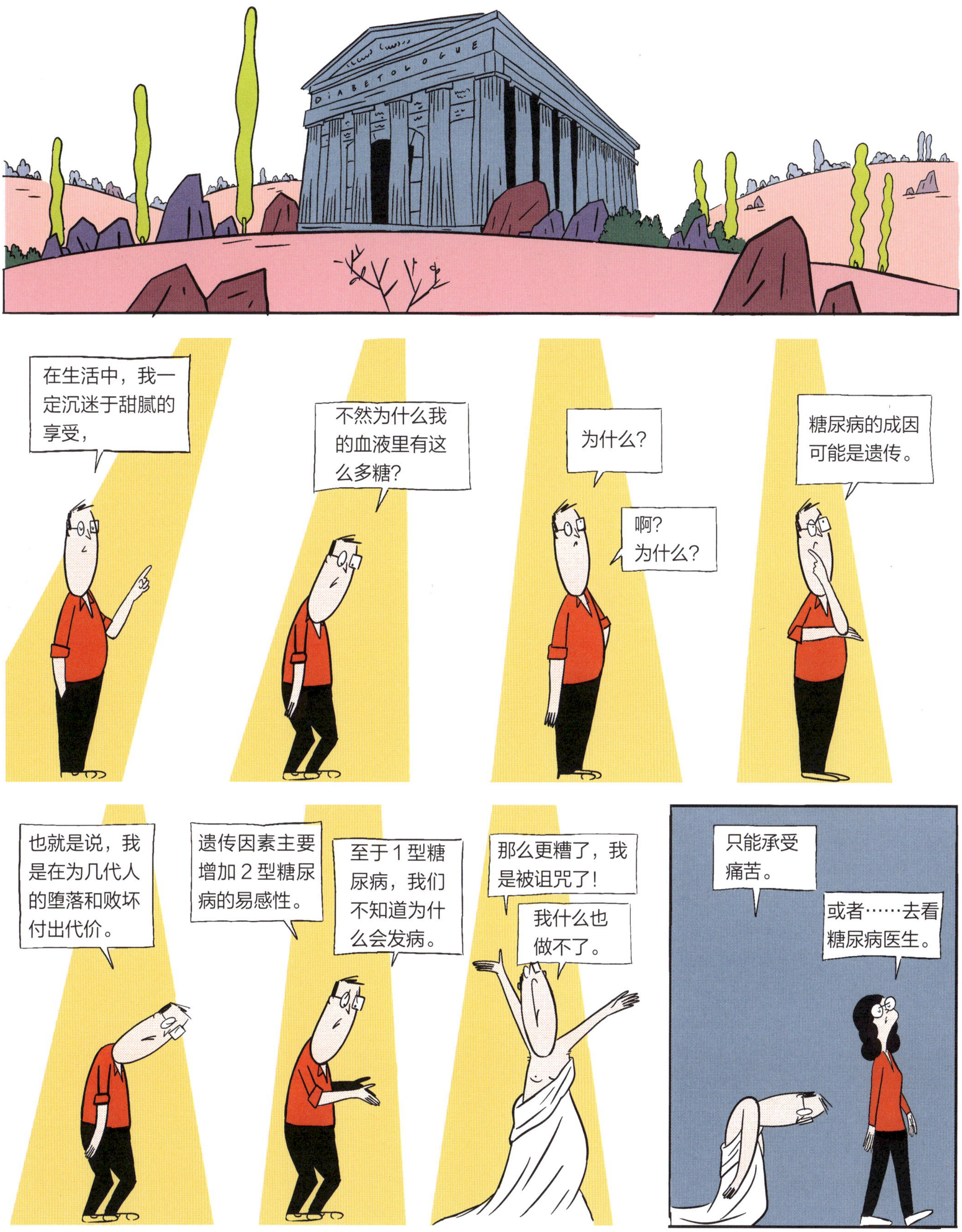
DIABETOLOGUE
在生活中，我一定沉迷于甜腻的享受，
不然为什么我的血液里有这么多糖？
为什么？
啊？为什么？
糖尿病的成因可能是遗传。
也就是说，我是在为几代人的堕落和败坏付出代价。
遗传因素主要增加 2 型糖尿病的易感性。
至于 1 型糖尿病，我们不知道为什么会发病。
那么更糟了，我是被诅咒了！
我什么也做不了。
只能承受痛苦。
或者……去看糖尿病医生。

于是

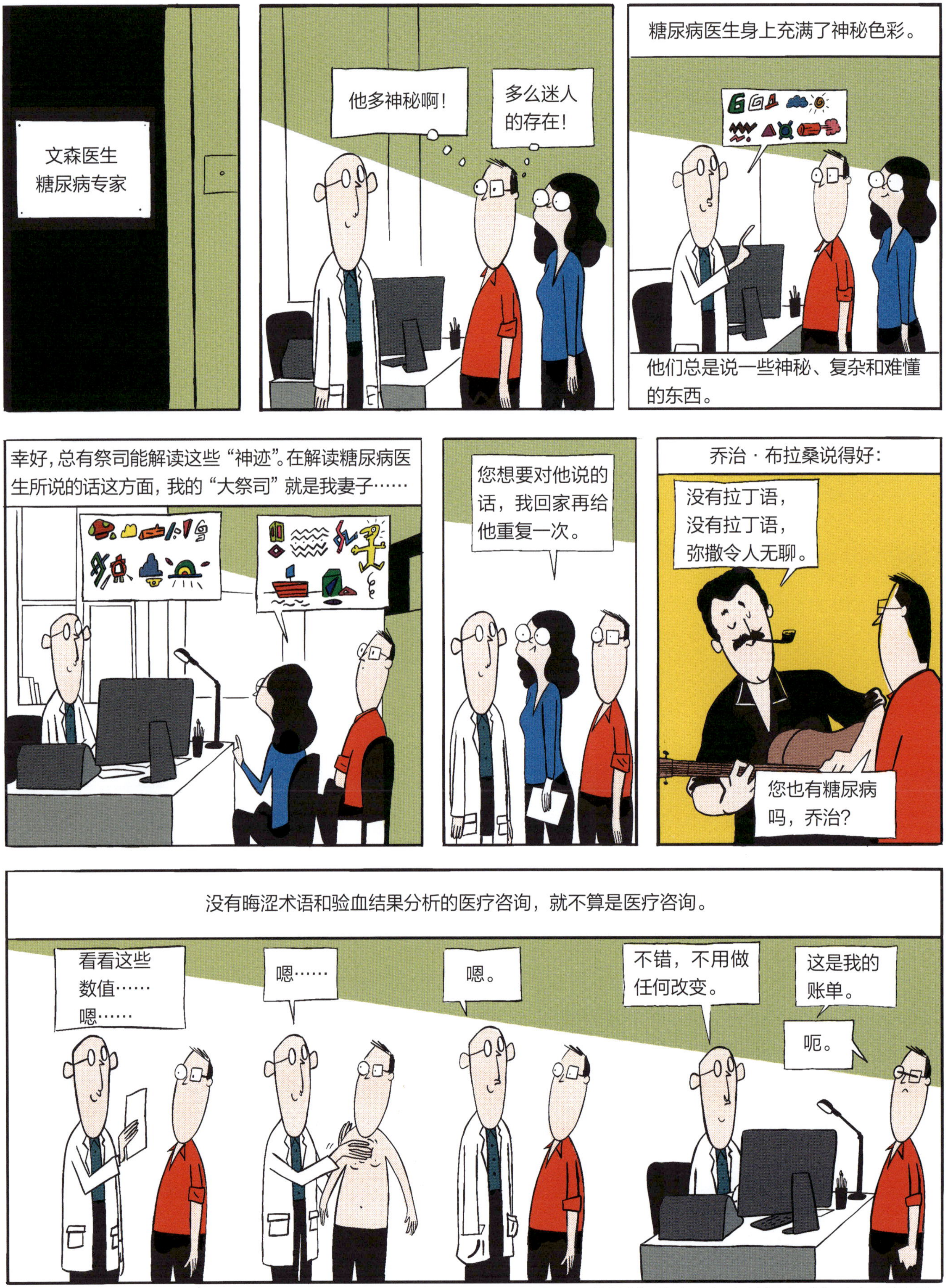

文森医生
糖尿病专家
他多神秘啊！
多么迷人的存在！
糖尿病医生身上充满了神秘色彩。
他们总是说一些神秘、复杂和难懂的东西。
幸好，总有祭司能解读这些“神迹”。在解读糖尿病医生所说的话这方面，我的“大祭司”就是我妻子……
您想要对他说的话，我回家再给他重复一次。
乔治·布拉桑说得好：
没有拉丁语，
没有拉丁语，
弥撒令人无聊。
您也有糖尿病吗，乔治？
没有晦涩术语和验血结果分析的医疗咨询，就不算是医疗咨询。
看看这些数值……嗯……
嗯……
嗯。
不错，不用做任何改变。
这是我的账单。
呃。

是啊，“神迹”的出现怎么能没有（经济）牺牲呢。

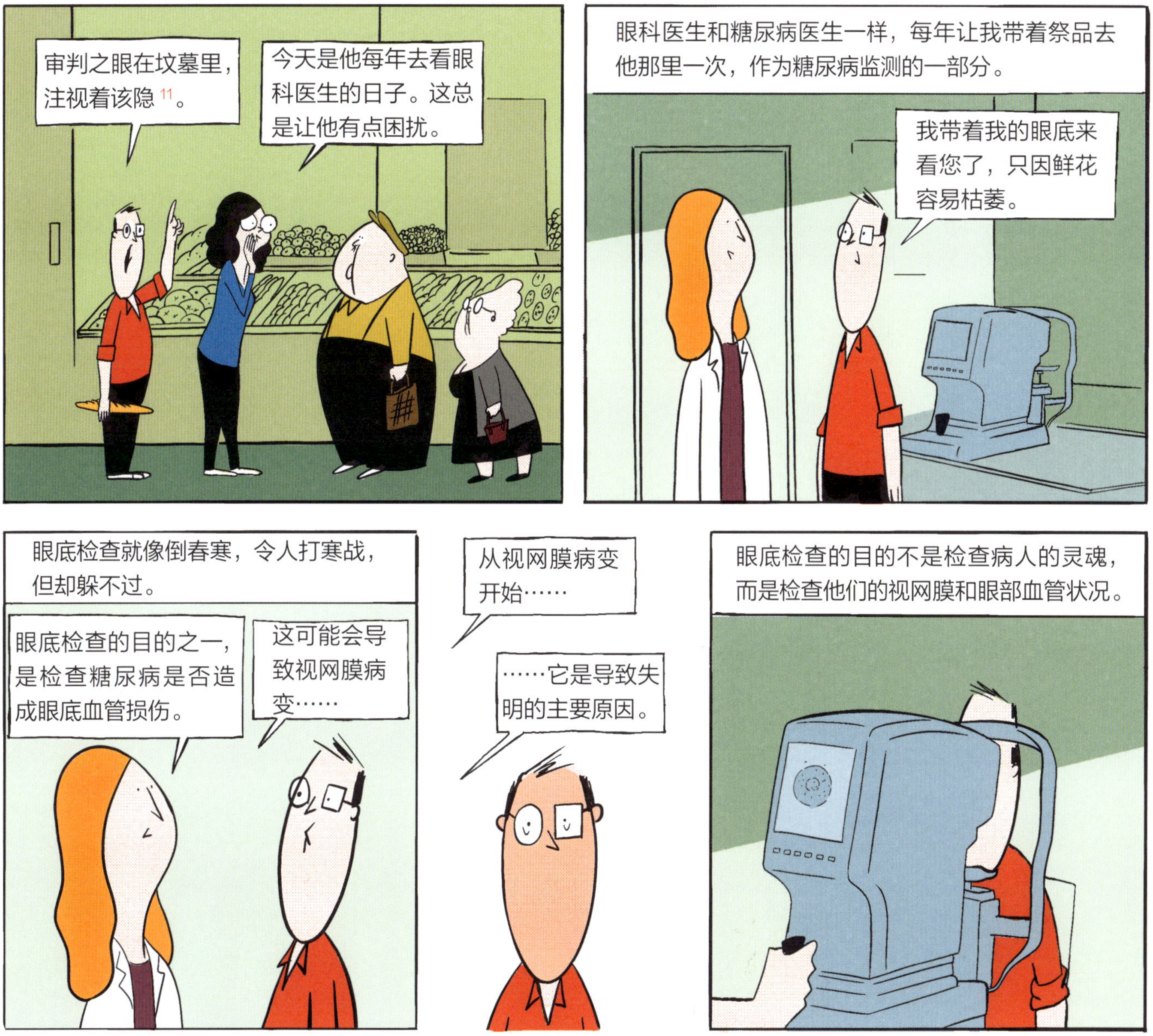
审判之眼在坟墓里，注视着该隐[11]。
今天是他每年去看眼科医生的日子。这总是让他有点困扰。
眼科医生和糖尿病医生一样，每年让我带着祭品去他那里一次，作为糖尿病监测的一部分。
我带着我的眼底来看您了，只因鲜花容易枯萎。
眼底检查就像倒春寒，令人打寒战，但却躲不过。
眼底检查的目的之一，是检查糖尿病是否造成眼底血管损伤。
这可能会导致视网膜病变……
从视网膜病变开始……
……它是导致失明的主要原因。
眼底检查的目的不是检查病人的灵魂，而是检查他们的视网膜和眼部血管状况。

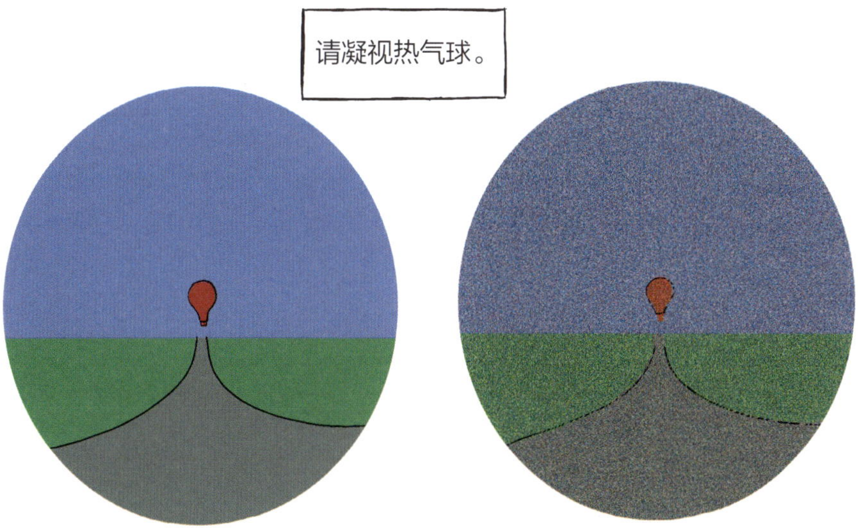

在那里，我看到了各种颜色，这正是检查想要的效果。

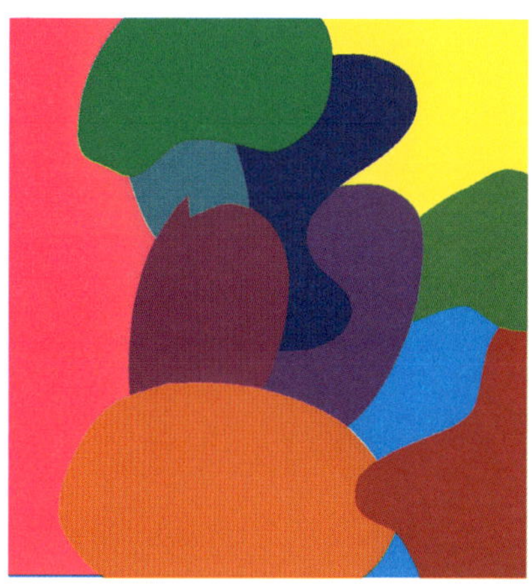

11 译者注：来源于法国作家维克多·雨果的诗作《意识》(La conscience)。该诗借助圣经故事中该隐与亚伯的悲剧，描绘了犯罪之人在逃亡过程中的不安，并暗示其最终难逃良心的审判。

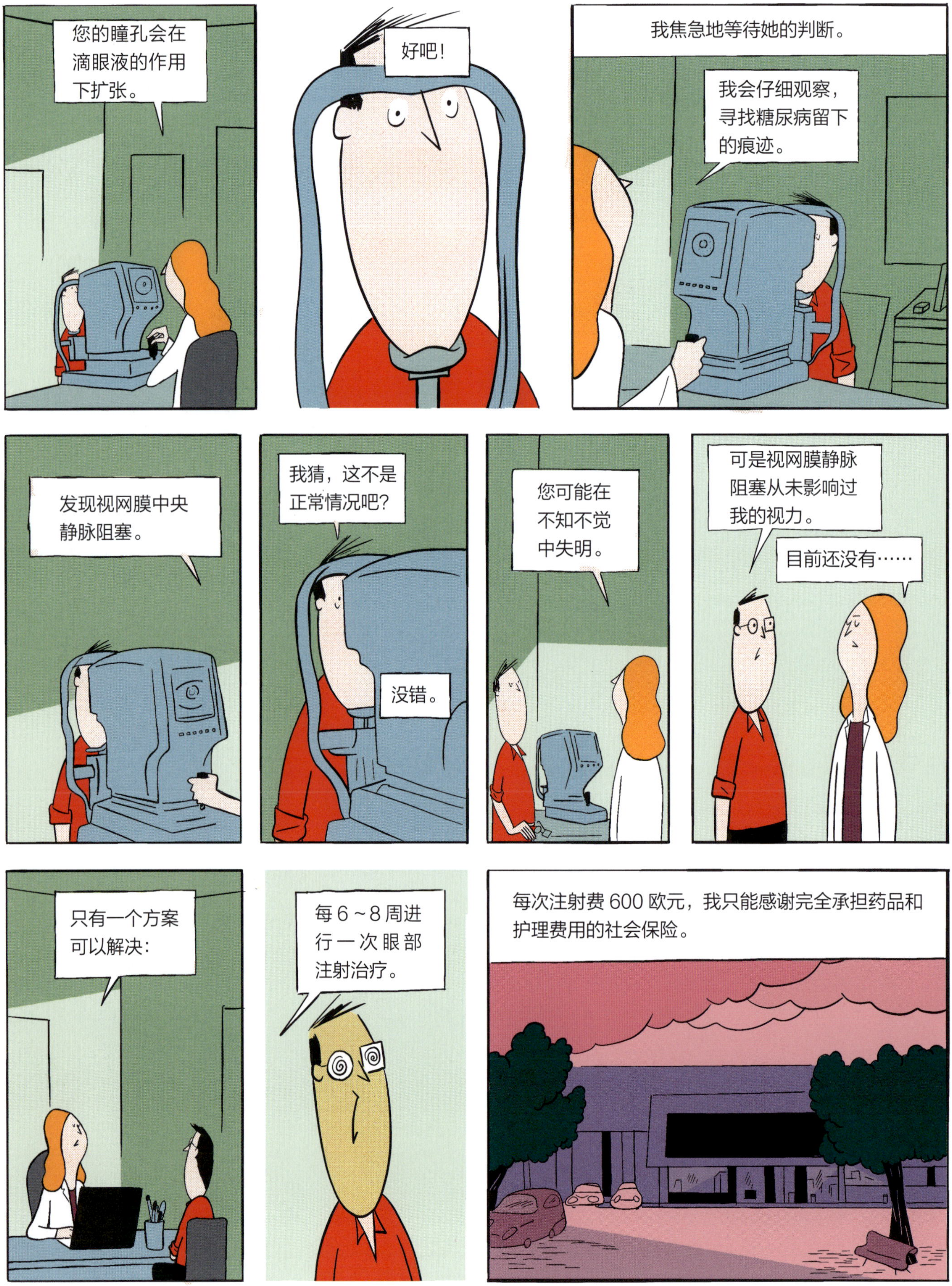
您的瞳孔会在滴眼液的作用下扩张。
好吧！
我焦急地等待她的判断。
我会仔细观察，寻找糖尿病留下的痕迹。
发现视网膜中央静脉阻塞。
我猜，这不是正常情况吧？
没错。
您可能在不知不觉中失明。
可是视网膜静脉阻塞从未影响过我的视力。
目前还没有……
只有一个方案可以解决：
每6～8周进行一次眼部注射治疗。
每次注射费600欧元，我只能感谢完全承担药品和护理费用的社会保险。

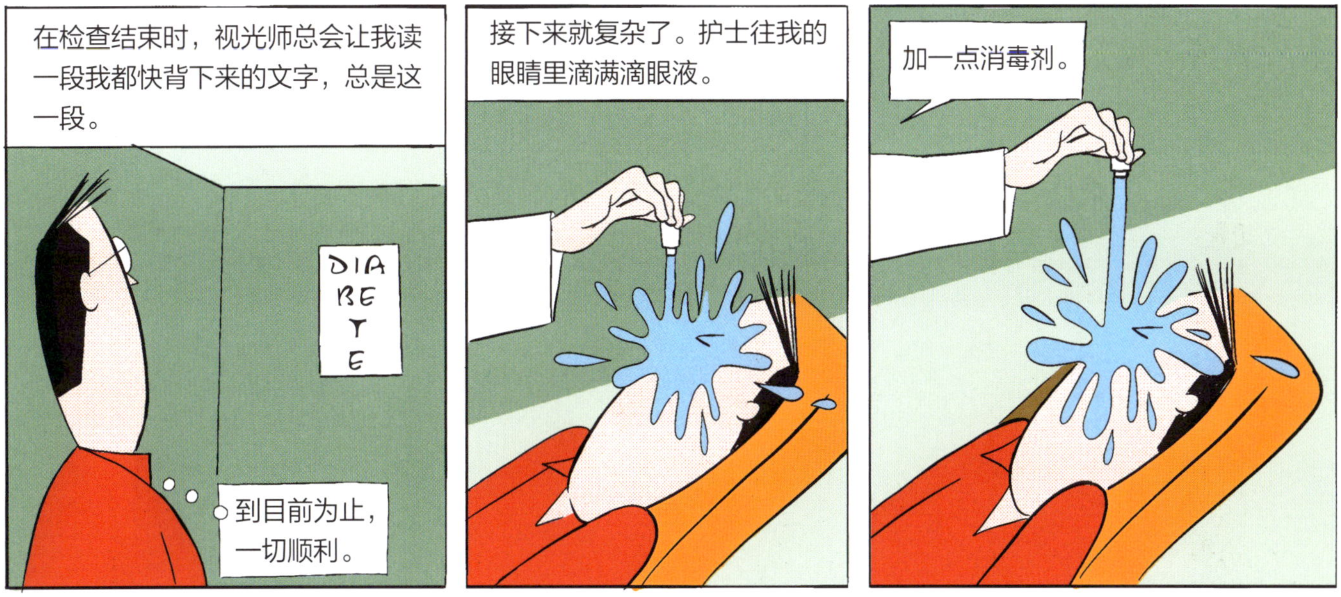

眼科团队充满了同情和善意，但没办法，我很紧张，我讨厌这个时刻。

她在我的眼窝里安装了一个张开器。

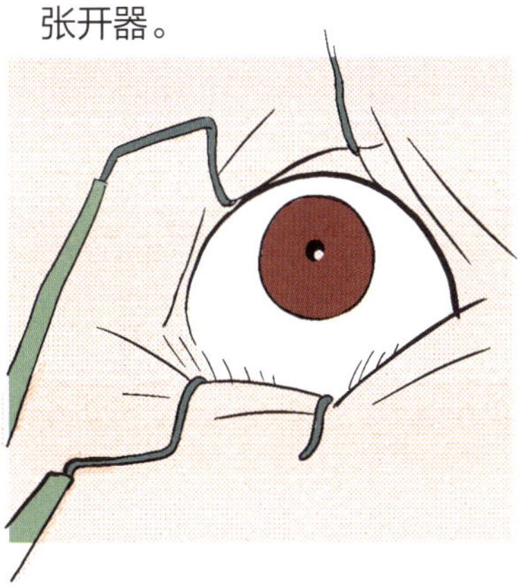

针头慢慢靠近我的眼睛。

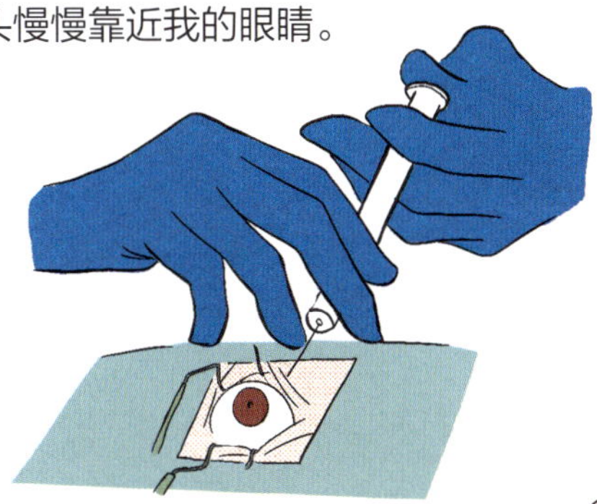

针刺入眼睛完全无痛。

唯一的结果是，当液体流出时，我的眼睛里漂浮着像水母一样的东西，这感觉很奇特。

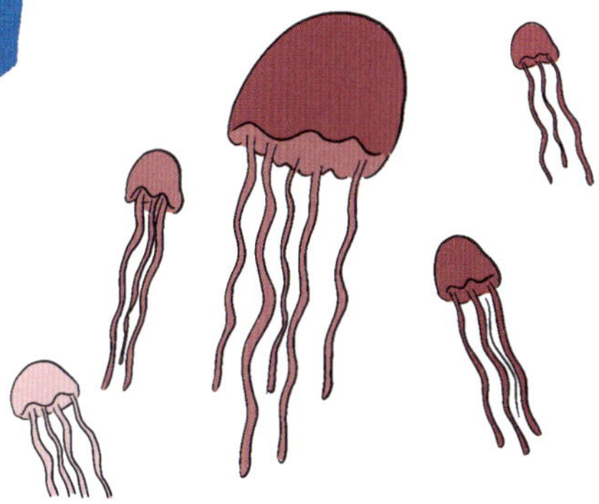

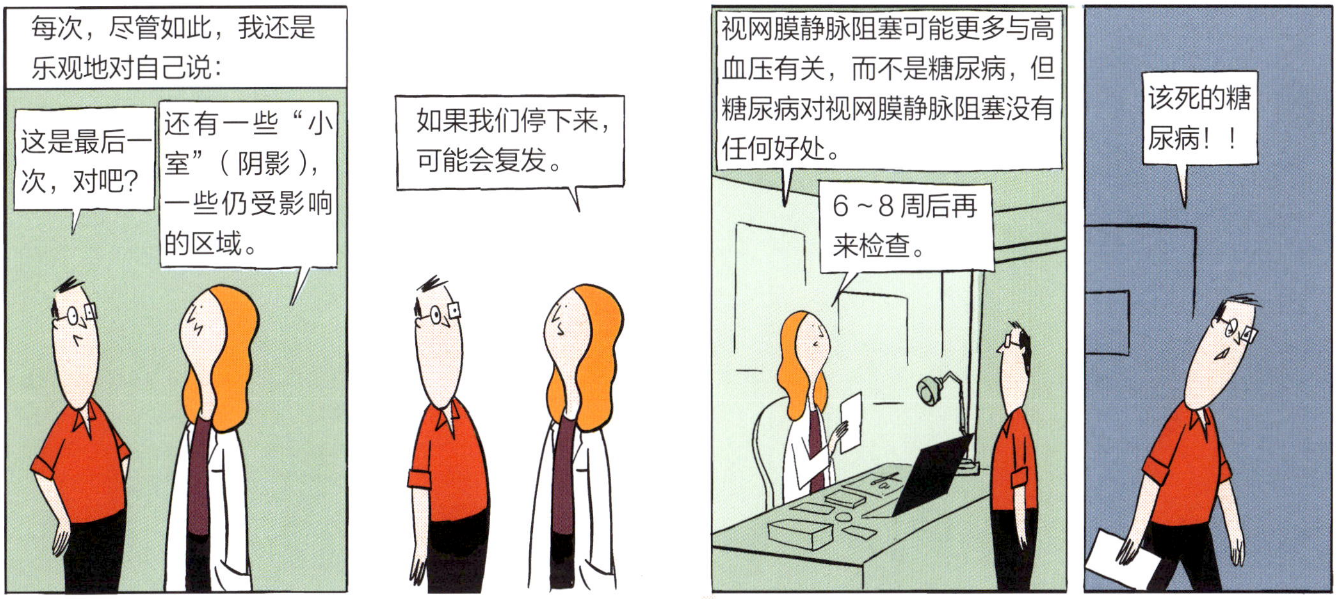

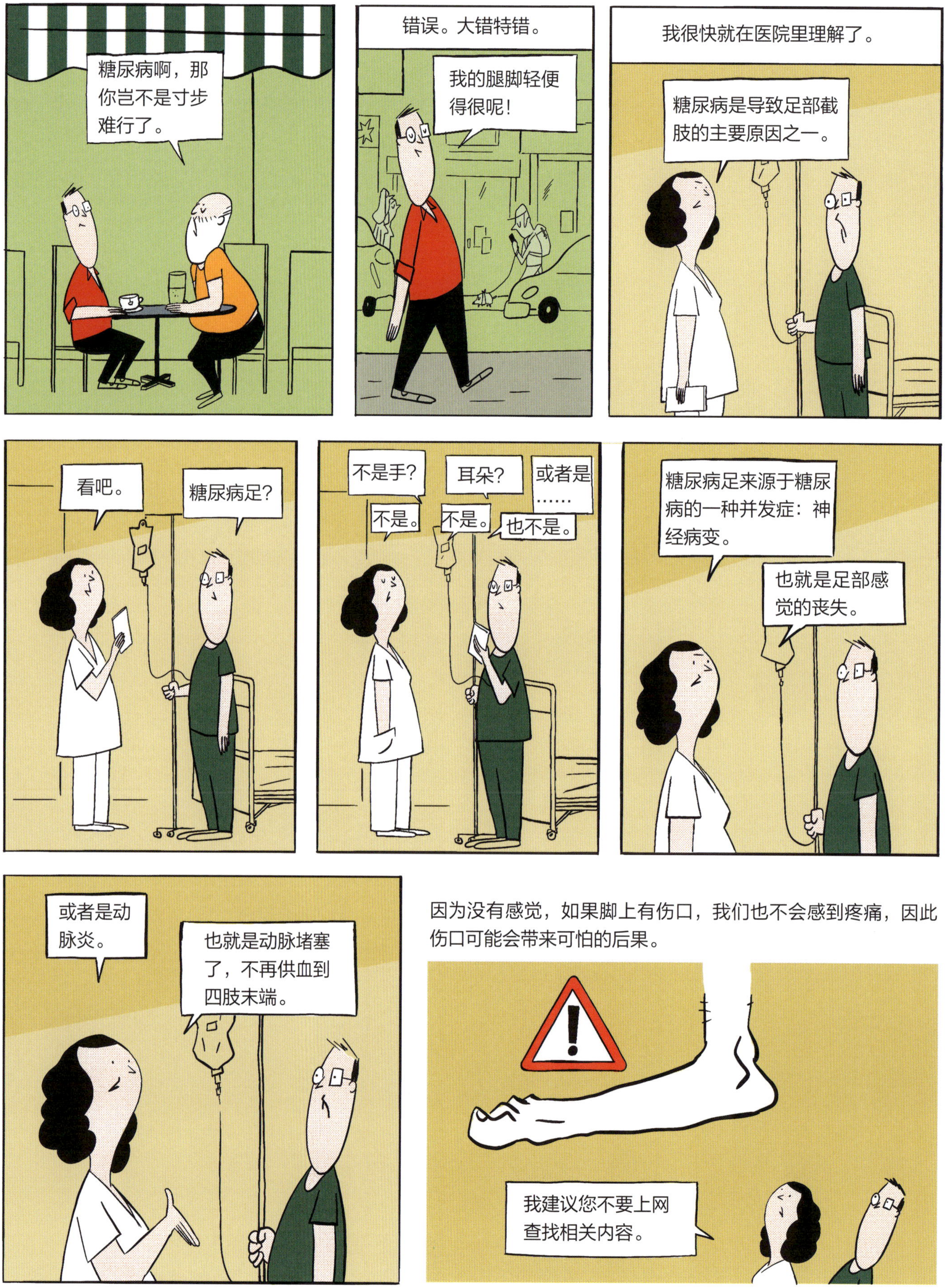
糖尿病啊，那你岂不是寸步难行了。
错误。大错特错。
我的腿脚轻便得很呢！
我很快就在医院里理解了。
糖尿病是导致足部截肢的主要原因之一。
看吧。
糖尿病足？
不是手？
不是。
耳朵？
不是。
或者是……
也不是。
糖尿病足来源于糖尿病的一种并发症：神经病变。
也就是足部感觉的丧失。
或者是动脉炎。
也就是动脉堵塞了，不再供血到四肢末端。
因为没有感觉，如果脚上有伤口，我们也不会感到疼痛，因此伤口可能会带来可怕的后果。
我建议您不要上网查找相关内容。

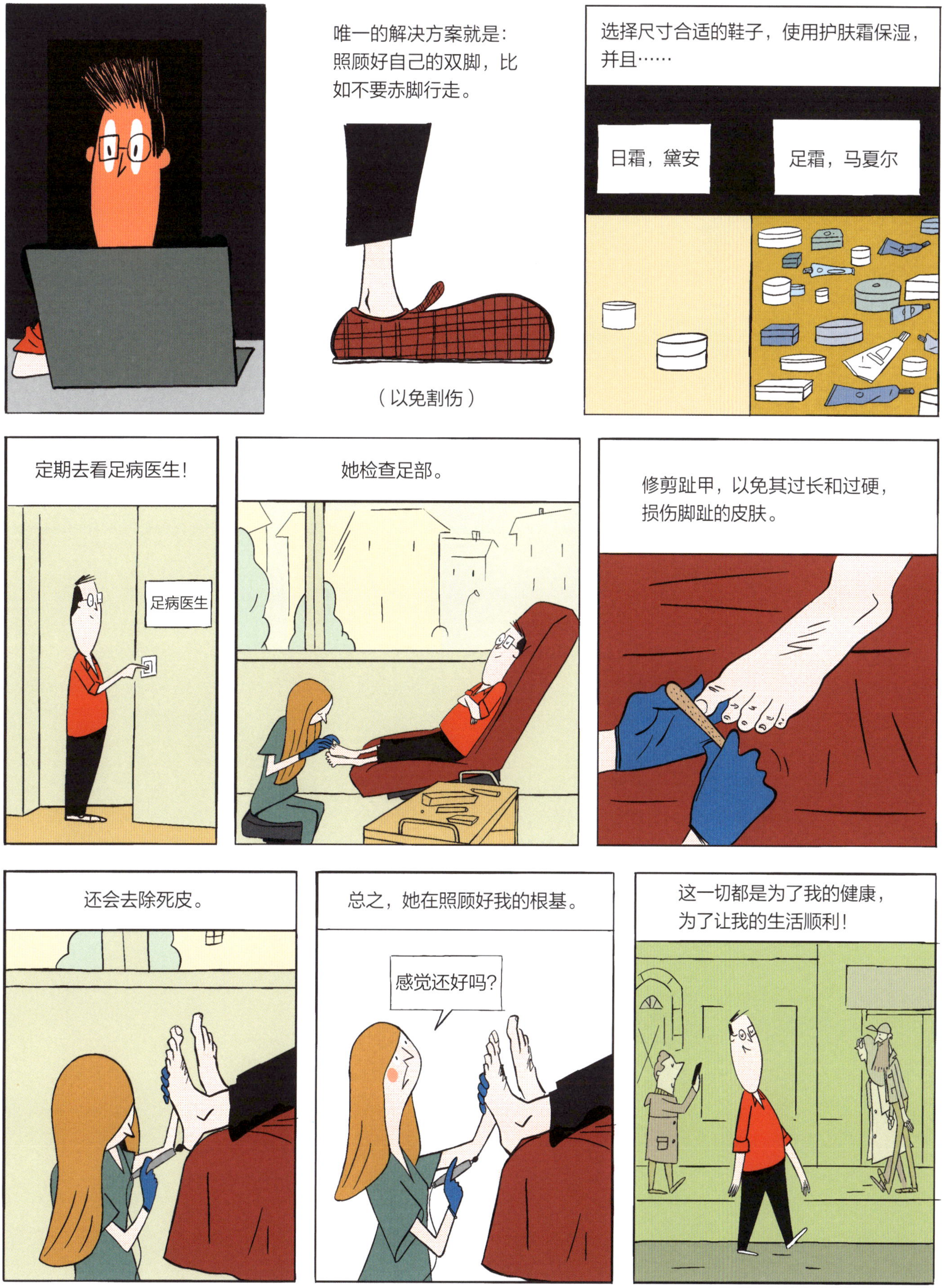
唯一的解决方案就是：
照顾好自己的双脚，比
如不要赤脚行走。
（以免割伤）
选择尺寸合适的鞋子，使用护肤霜保湿，
并且……
日霜，黛安
足霜，马夏尔
定期去看足病医生！
足病医生
她检查足部。
修剪趾甲，以免其过长和过硬，
损伤脚趾的皮肤。
还会去除死皮。
总之，她在照顾好我的根基。
感觉还好吗？
这一切都是为了我的健康，
为了让我的生活顺利！

聚焦知识

糖尿病增加以下疾病的风险……

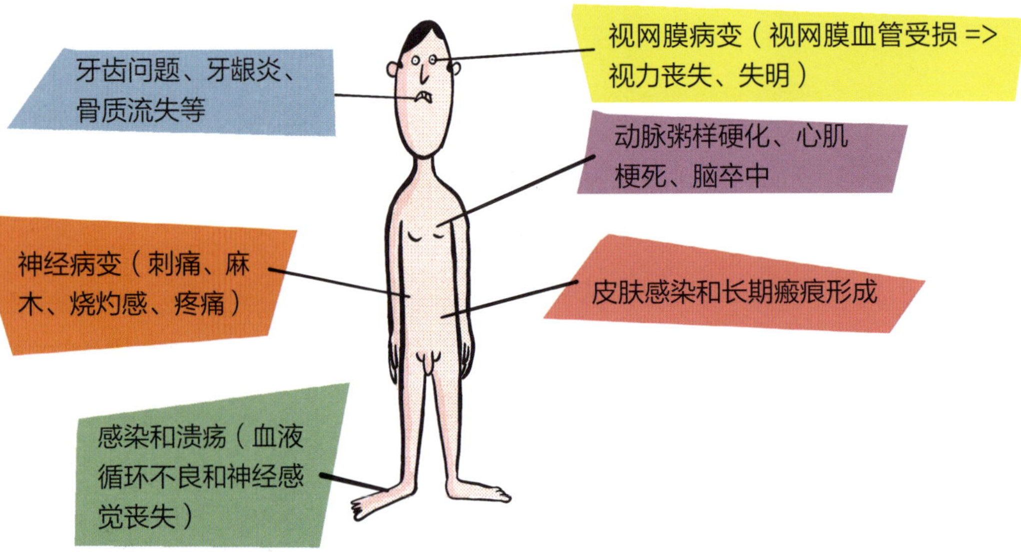

当糖尿病影响肾脏时：
就成为糖尿病肾病

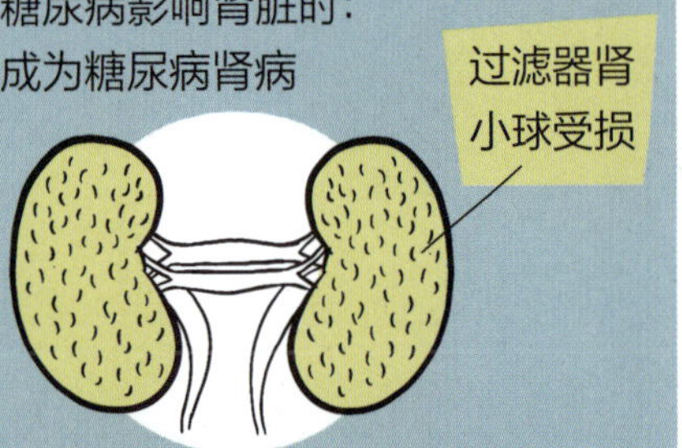

由于血糖过高，肾脏负担过重：尿液中会排出不应出现的蛋白质，例如白蛋白……

这就是为什么应当至少每年进行一次尿白蛋白检测。

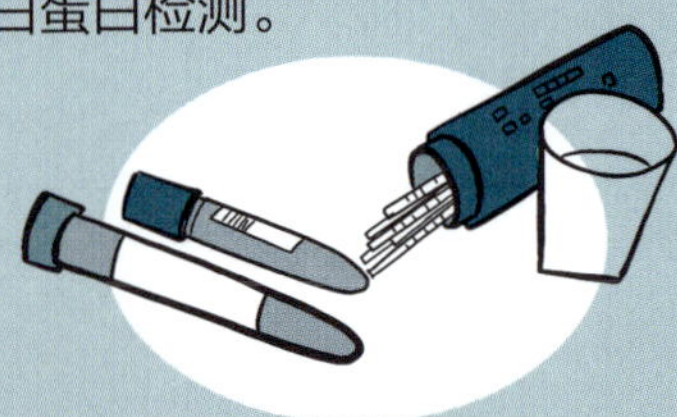

可以通过血肌酐检测来测量肾脏的过滤能力。

为了预防这些可能导致肾衰竭和需要透析的疾病，务必注意控制糖尿病，例如使用血糖日志或应用程序记录血糖数据和定期检查日期。

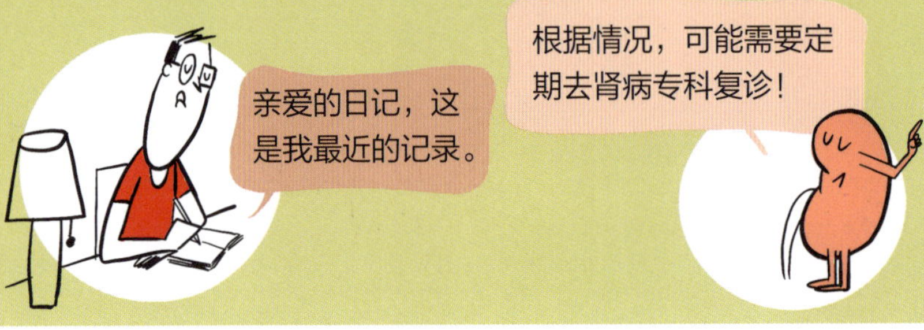

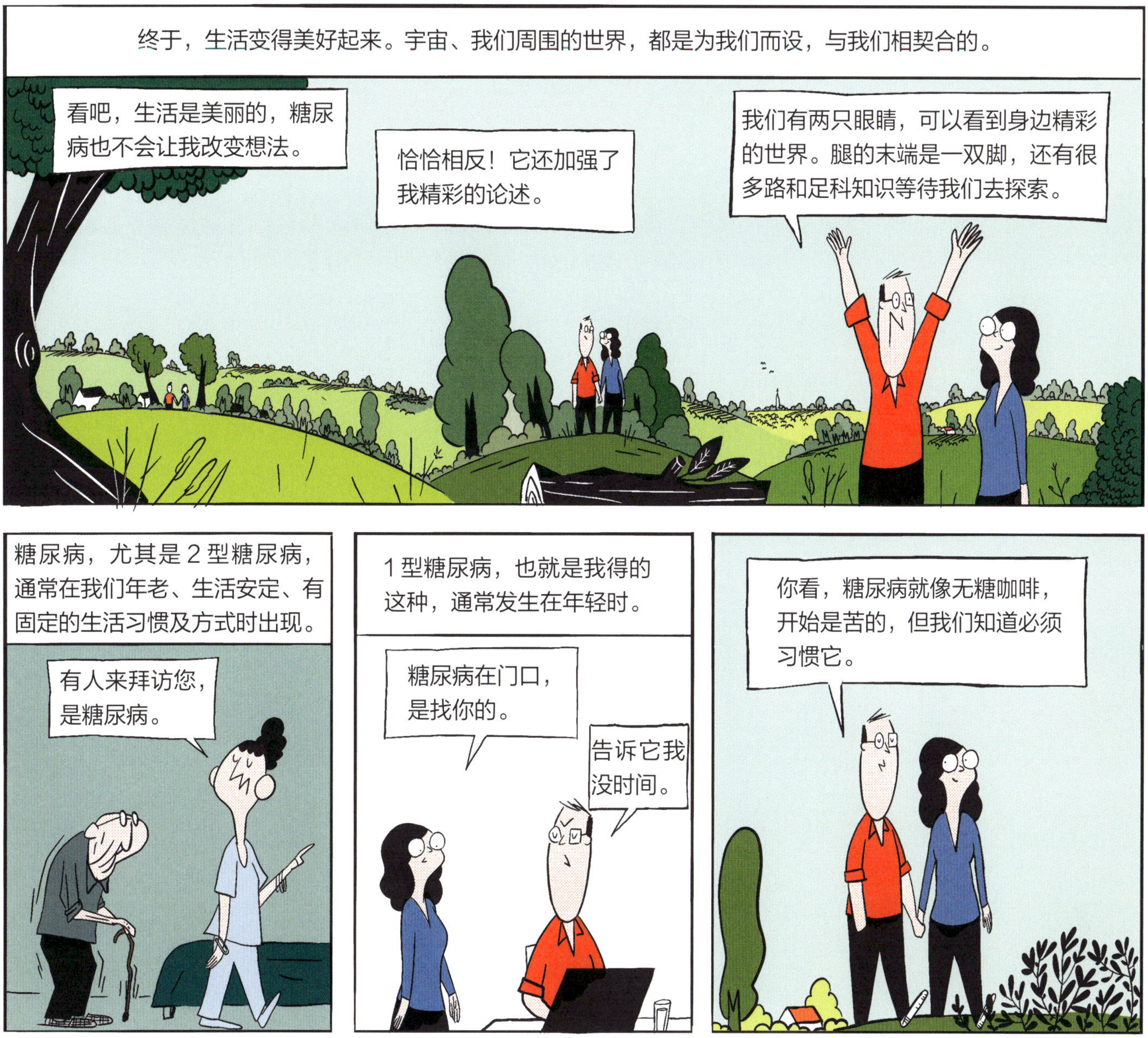
终于，生活变得美好起来。宇宙、我们周围的世界，都是为我们而设，与我们相契合的。
看吧，生活是美丽的，糖尿病也不会让我改变想法。
恰恰相反！它还加强了我精彩的论述。
我们有两只眼睛，可以看到身边精彩的世界。腿的末端是一双脚，还有很多路和足科知识等待我们去探索。
糖尿病，尤其是 2 型糖尿病，通常在我们年老、生活安定、有固定的生活习惯及方式时出现。
有人来拜访您，是糖尿病。
1 型糖尿病，也就是我得的这种，通常发生在年轻时。
糖尿病在门口，是找你的。
告诉它我没时间。
你看，糖尿病就像无糖咖啡，开始是苦的，但我们知道必须习惯它。

这倒也不错，因为这是一种为那些生活规律得像是乐谱一样的人设计的疾病。

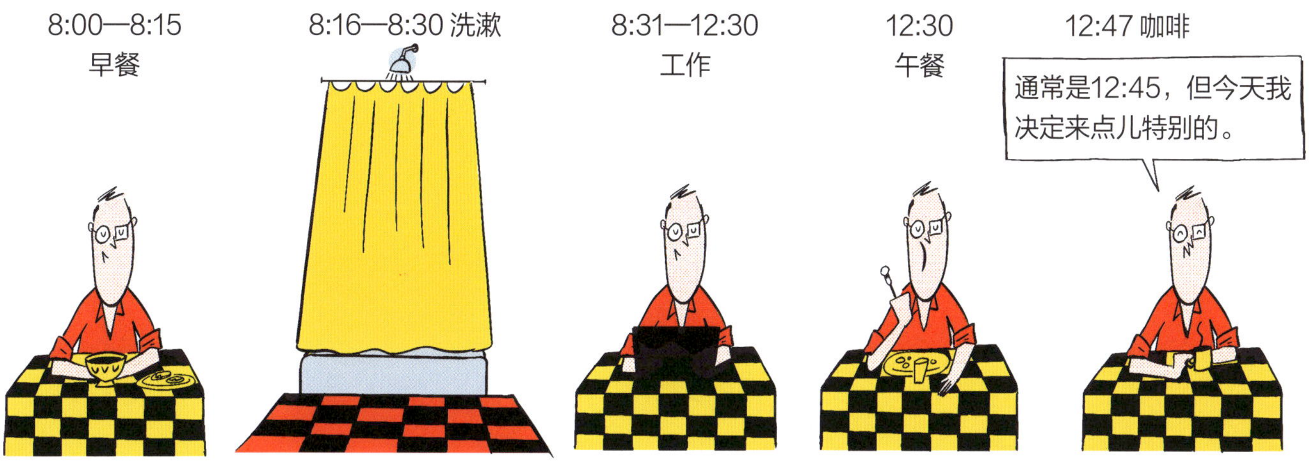
8:00—8:15
早餐
8:16—8:30 洗漱
8:31—12:30
工作
12:30
午餐
12:47 咖啡
通常是12:45，但今天我决定来点儿特别的。

然而，这种如今已经习惯的平静，也来之不易。

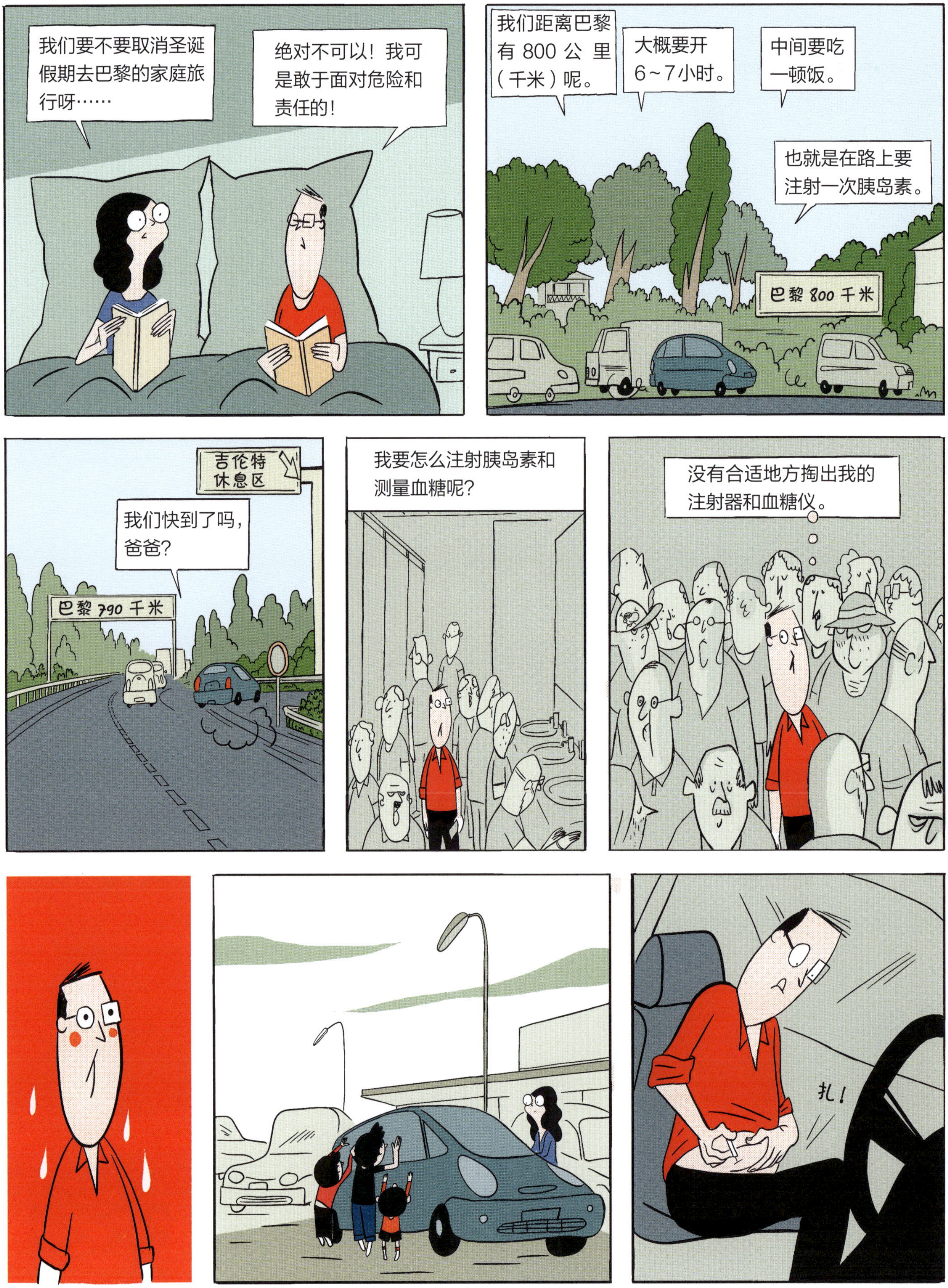

我们要不要取消圣诞假期去巴黎的家庭旅行呀……
绝对不可以！我可是敢于面对危险和责任的！
我们距离巴黎有 800 公 里（千米）呢。
大概要开6~7小时。
中间要吃一顿饭。
也就是在路上要注射一次胰岛素。
巴黎 800 千米
吉伦特休息区
我们快到了吗，爸爸？
巴黎 790 千米
我要怎么注射胰岛素和测量血糖呢？
没有合适地方掏出我的注射器和血糖仪。
扎！

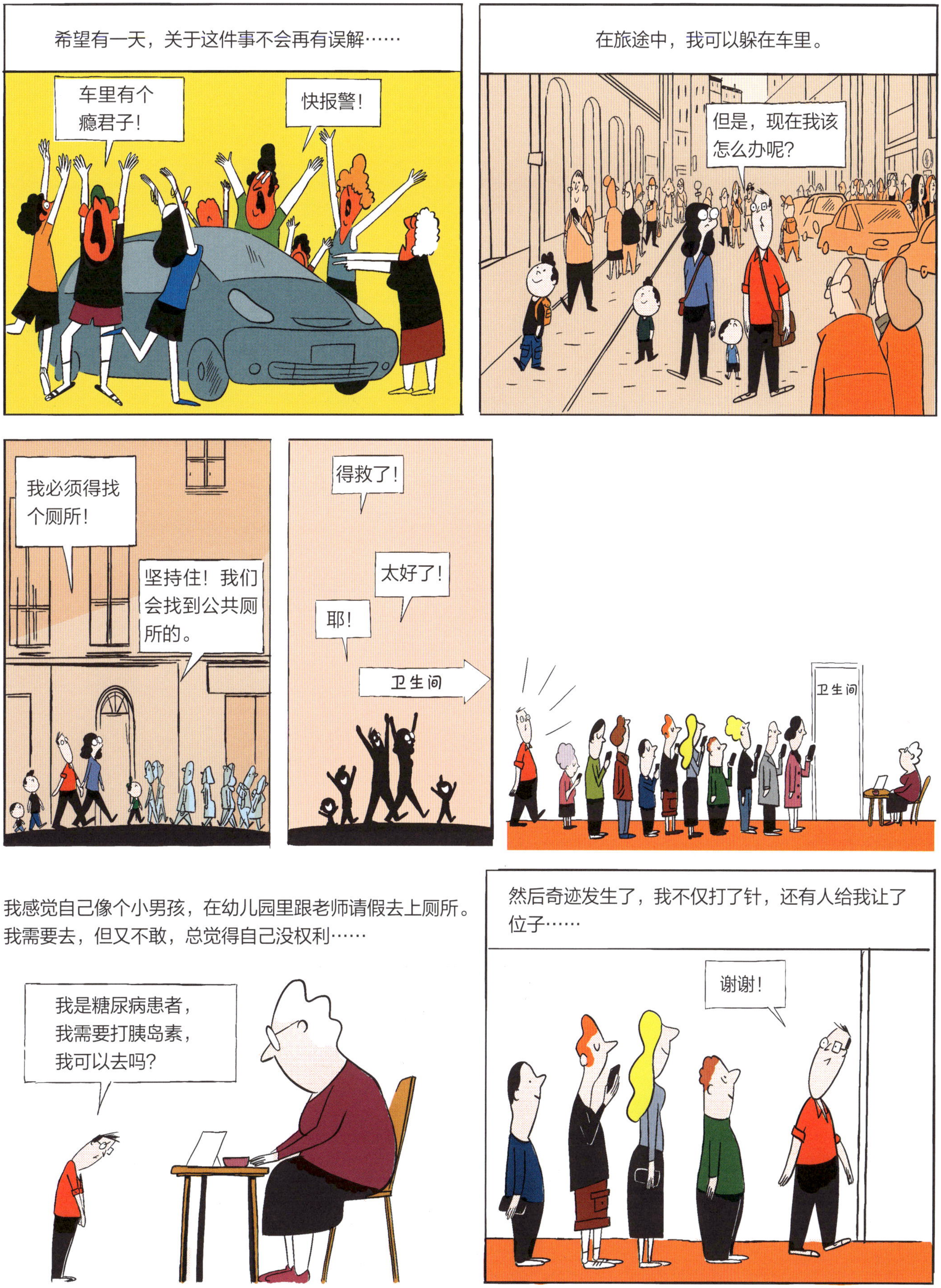
希望有一天，关于这件事不会再有误解……
车里有个瘾君子！
快报警！
在旅途中，我可以躲在车里。
但是，现在我该怎么办呢？
我必须得找个厕所！
坚持住！我们会找到公共厕所的。
得救了！
太好了！
耶！
卫生间
卫生间
我感觉自己像个小男孩，在幼儿园里跟老师请假去上厕所。我需要去，但又不敢，总觉得自己没权利……
我是糖尿病患者，我需要打胰岛素，我可以去吗？
然后奇迹发生了，我不仅打了针，还有人给我让了位子……
谢谢！

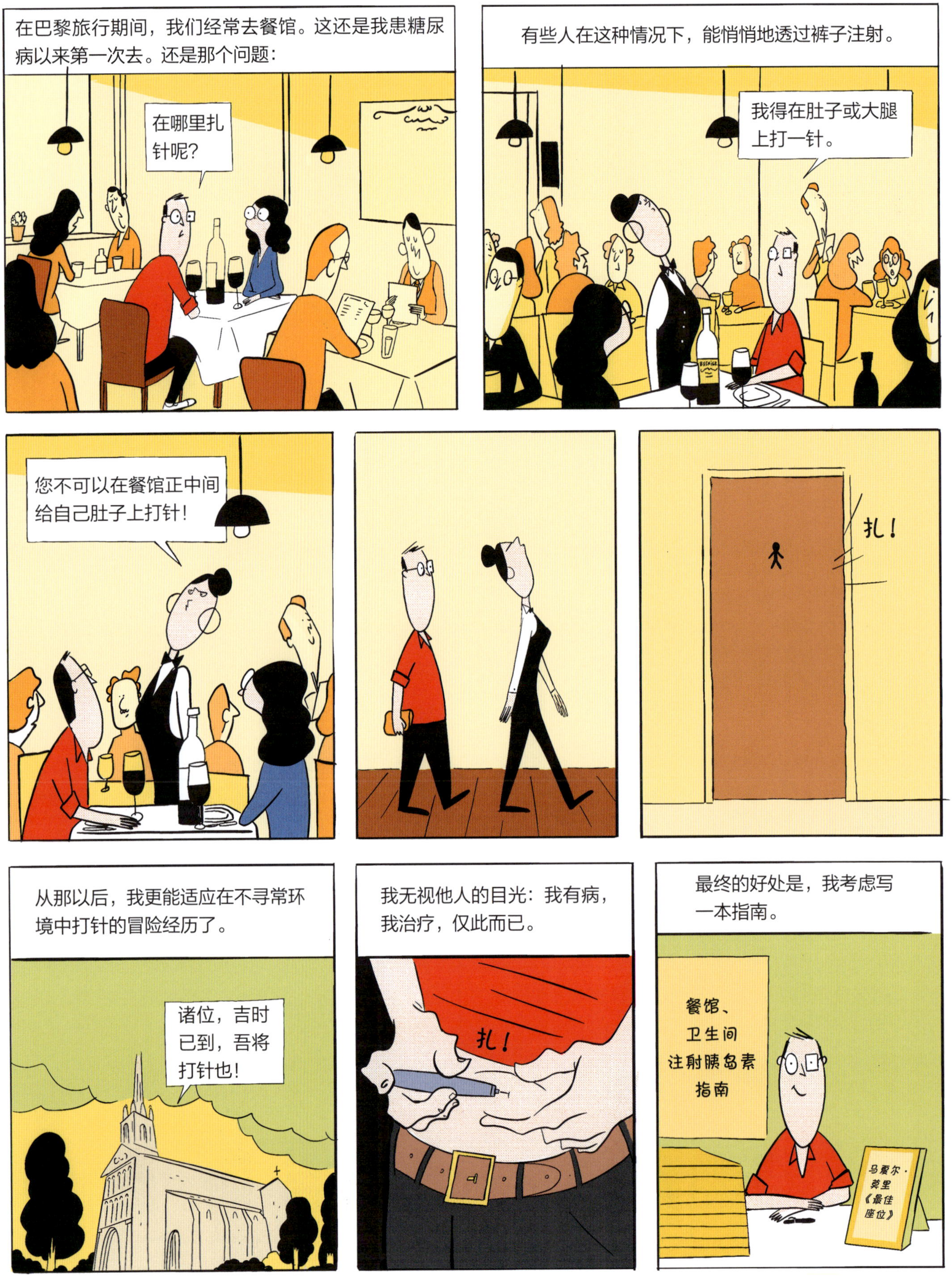
在巴黎旅行期间，我们经常去餐馆。这还是我患糖尿病以来第一次去。还是那个问题：
在哪里扎针呢？
有些人在这种情况下，能悄悄地透过裤子注射。
我得在肚子或大腿上打一针。
您不可以在餐馆正中间给自己肚子上打针！
扎！
从那以后，我更能适应在不寻常环境中打针的冒险经历了。
诸位，吉时已到，吾将打针也！
我无视他人的目光：我有病，我治疗，仅此而已。
扎！
最终的好处是，我考虑写一本指南。
餐馆、
卫生间
注射胰岛素
指南
马夏尔·莫里
《最佳座位》

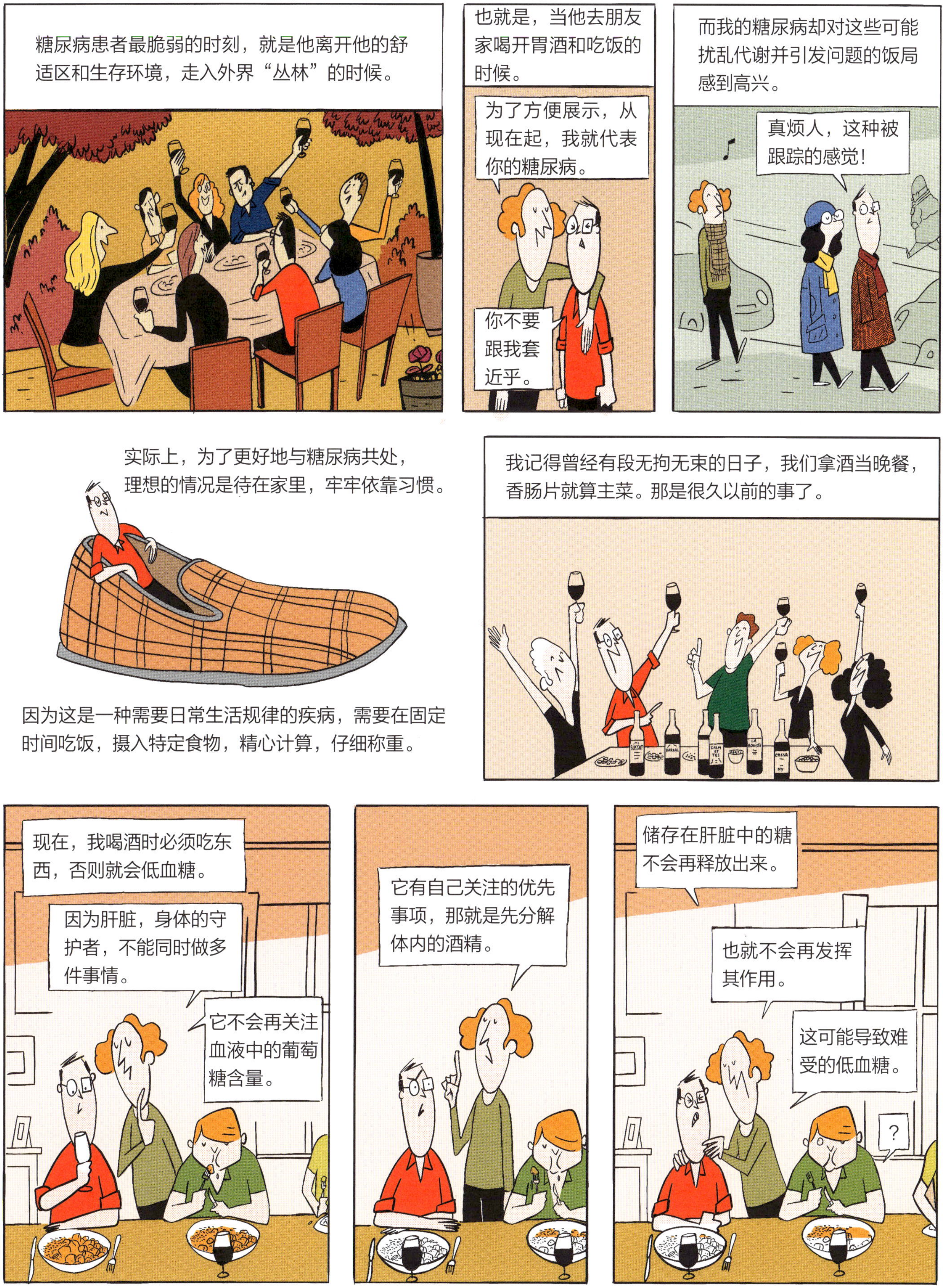
糖尿病患者最脆弱的时刻，就是他离开他的舒适区和生存环境，走入外界“丛林”的时候。
也就是，当他去朋友家喝开胃酒和吃饭的时候。
为了方便展示，从现在起，我就代表你的糖尿病。
你不要跟我套近乎。
而我的糖尿病却对这些可能扰乱代谢并引发问题的饭局感到高兴。
真烦人，这种被跟踪的感觉！
实际上，为了更好地与糖尿病共处，理想的情况是待在家里，牢牢依靠习惯。
因为这是一种需要日常生活规律的疾病，需要在固定时间吃饭，摄入特定食物，精心计算，仔细称重。
我记得曾经有段无拘无束的日子，我们拿酒当晚餐，香肠片就算主菜。那是很久以前的事了。
现在，我喝酒时必须吃东西，否则就会低血糖。
因为肝脏，身体的守护者，不能同时做多件事情。
它不会再关注血液中的葡萄糖含量。
它有自己关注的优先事项，那就是先分解体内的酒精。
储存在肝脏中的糖不会再释放出来。
也就不会再发挥其作用。
这可能导致难受的低血糖。
?

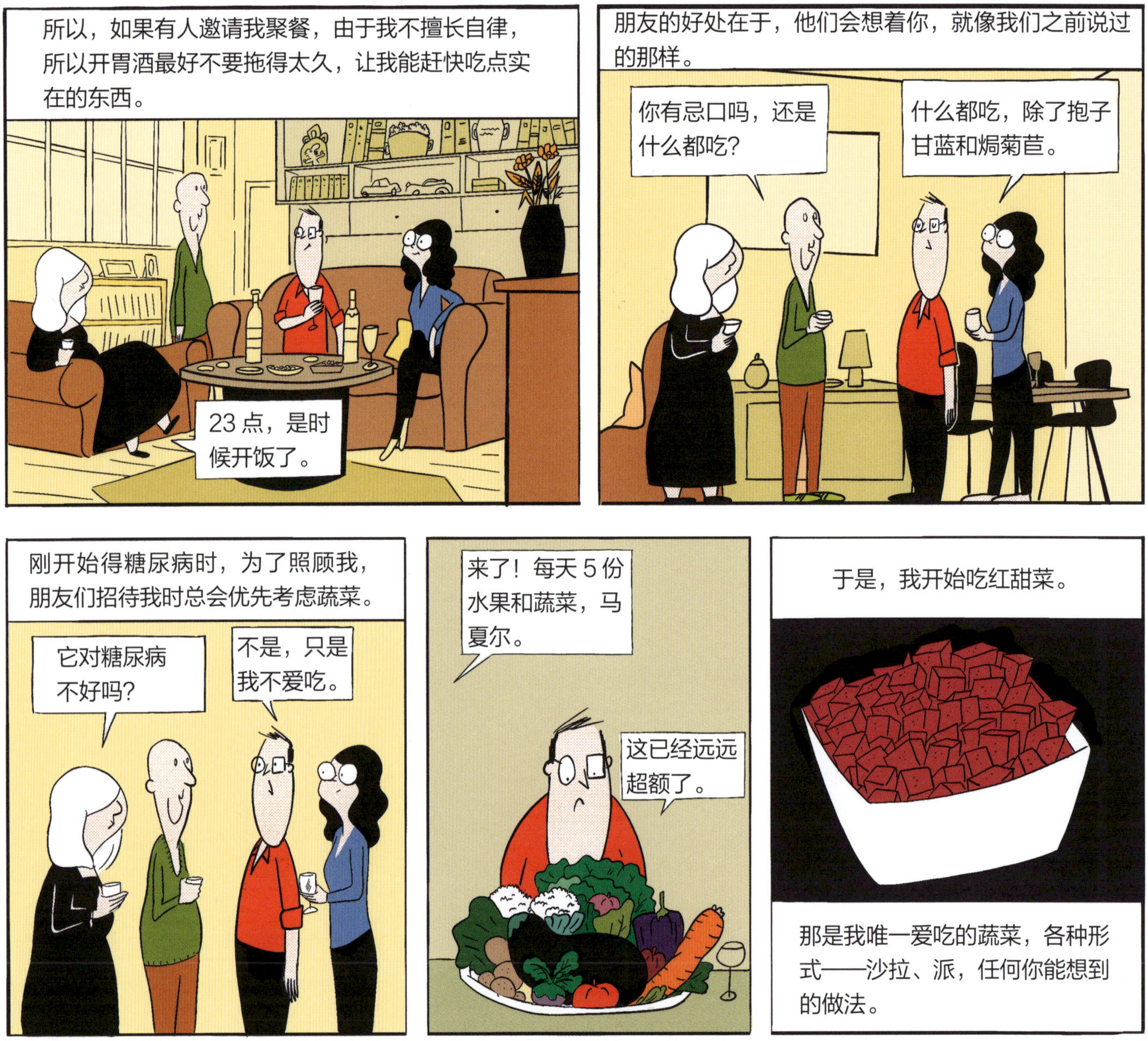

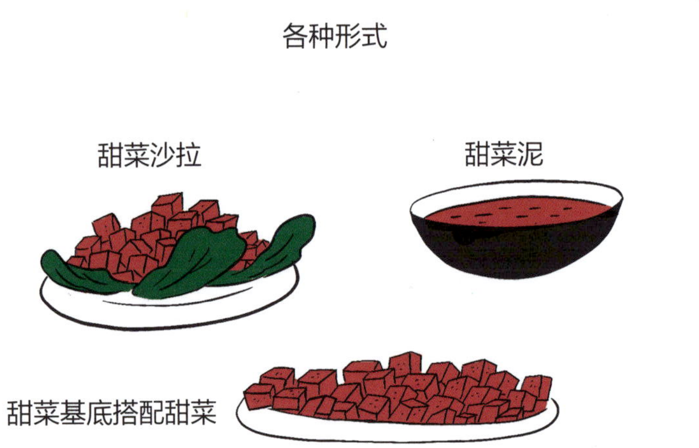

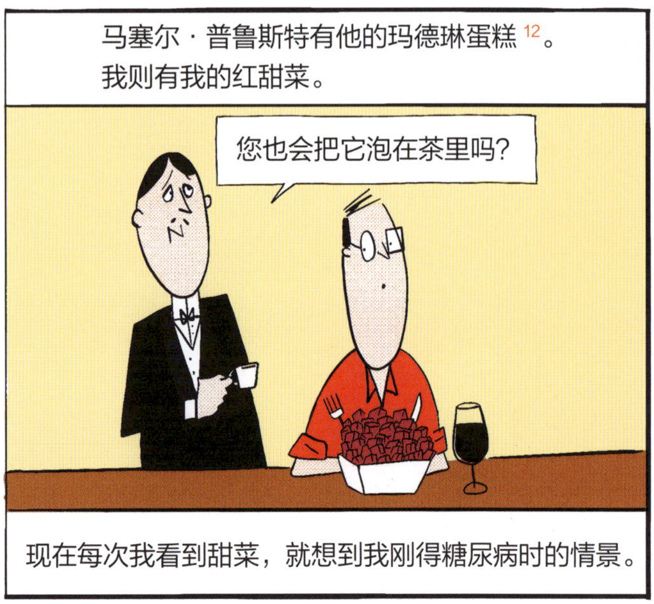

12 译者注：法国作家马塞尔·普鲁斯特在其长篇小说《追忆似水年华》中描写过一个情节，叙述者将玛德琳蛋糕蘸着茶吃而触发对童年往事的回忆。后来，人们将气味触发并唤醒早期记忆的现象称为普鲁斯特效应，玛德琳蛋糕则成为珍贵回忆的代名词。

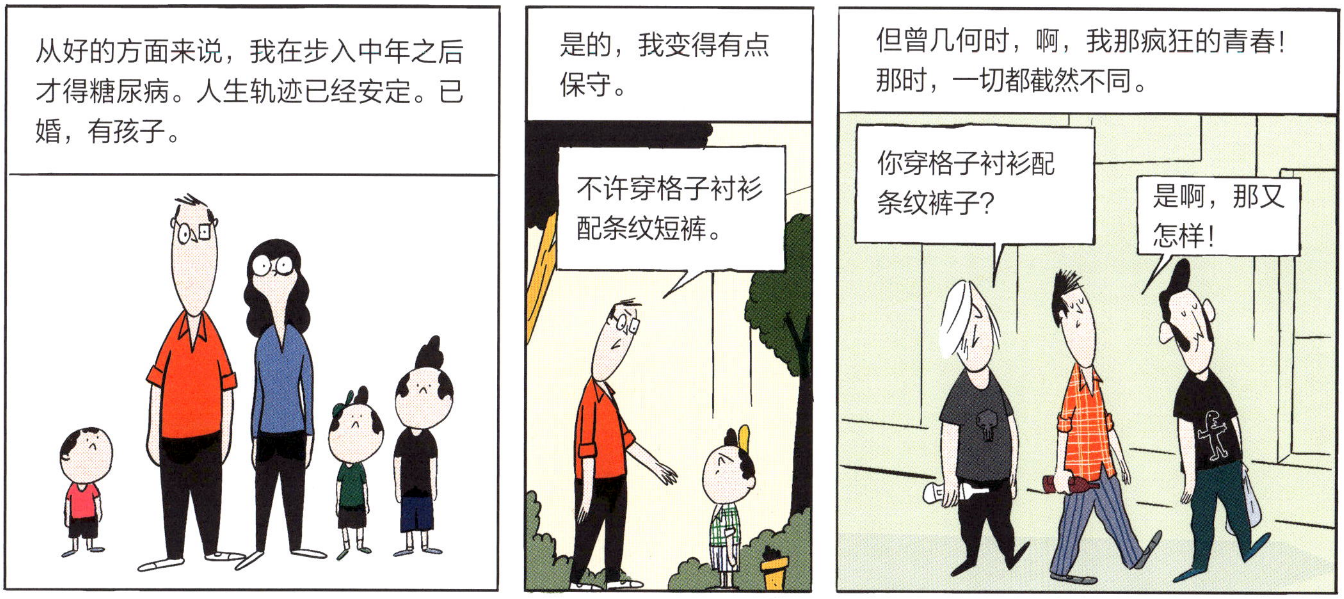
从好的方面来说，我在步入中年之后才得糖尿病。人生轨迹已经安定。已婚，有孩子。
是的，我变得有点保守。
不许穿格子衬衫配条纹短裤。
但曾几何时，啊，我那疯狂的青春！那时，一切都截然不同。
你穿格子衬衫配条纹裤子？
是啊，那又怎样！

我常常参加酒精弥漫的学生聚会。从不注意几点吃饭。

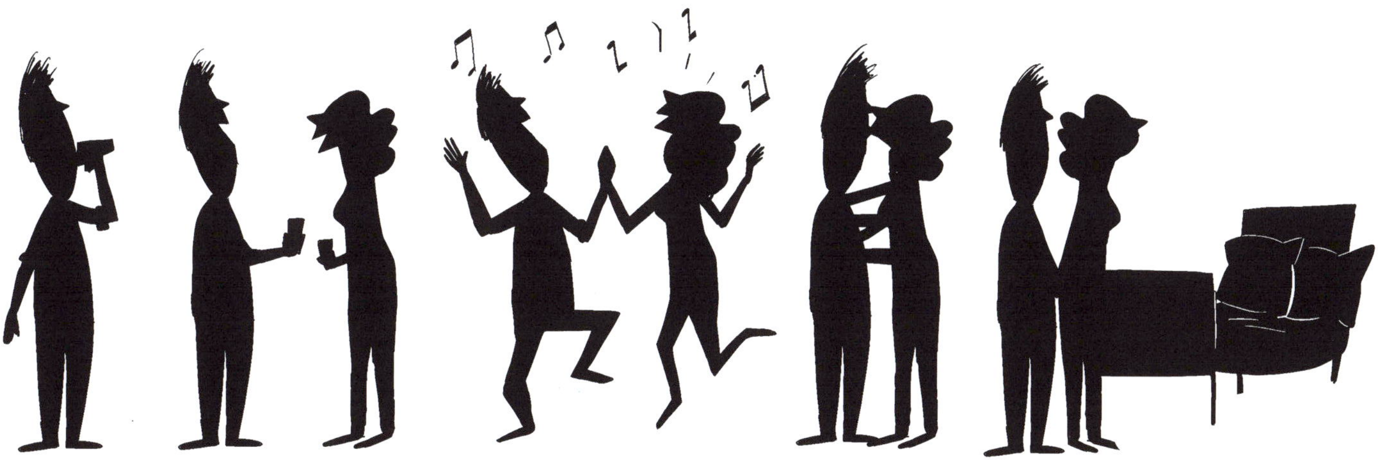

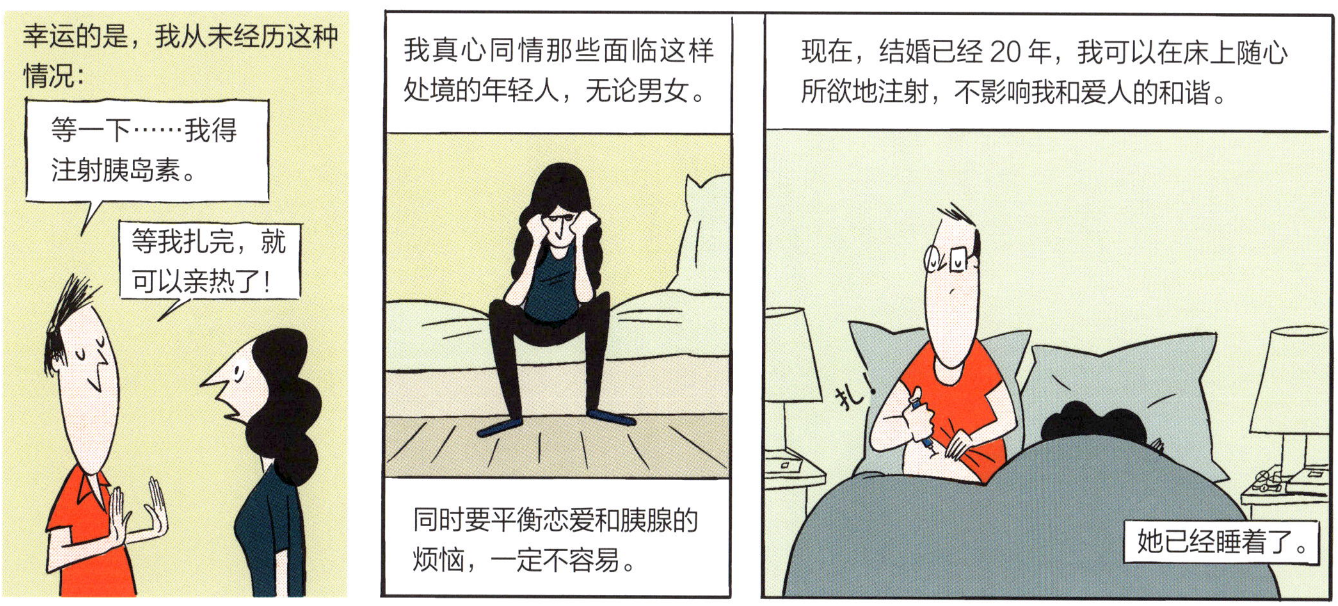
幸运的是，我从未经历这种情况：
等一下……我得注射胰岛素。
等我扎完，就可以亲热了！
我真心同情那些面临这样处境的年轻人，无论男女。
同时要平衡恋爱和胰腺的烦恼，一定不容易。
现在，结婚已经 20 年，我可以在床上随心所欲地注射，不影响我和爱人的和谐。
扎！
她已经睡着了。

聚焦知识

胰岛素是糖尿病治疗中的一种重要激素。其发现和大规模生产是多位贡献者共同的成果：

1921

胰岛素从犬类的胰腺中被提取出来。

弗雷德里克·班廷，加拿大医生
查尔斯·贝斯特，英国学生

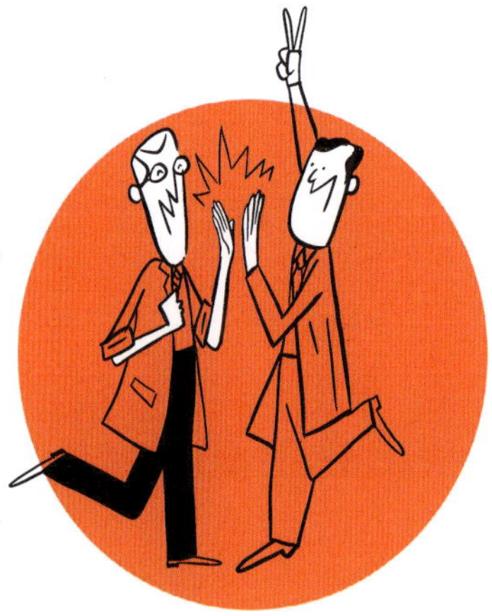

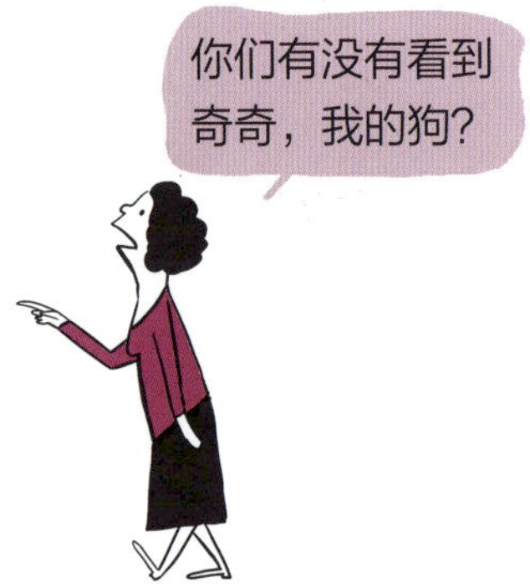
你们有没有看到奇奇，我的狗？

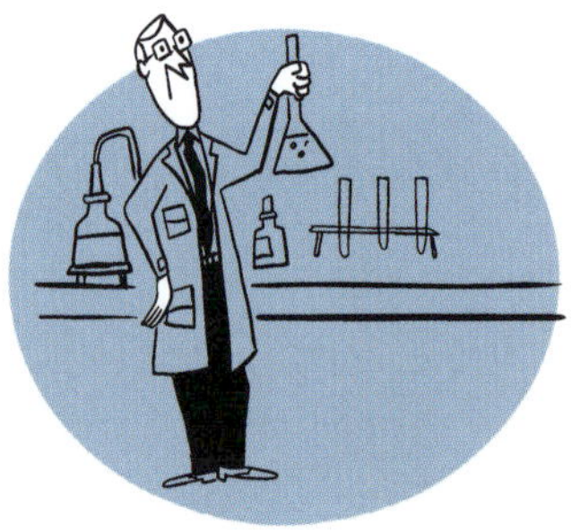

1922

胰岛素被提纯，使其能够被用于人类，并实现大规模生产。

詹姆斯·科利普，加拿大生物化学家

1922

胰岛素首次用于临床治疗糖尿病。

列奥纳德·汤普森，加拿大1型糖尿病青少年，人体实验研究志愿者

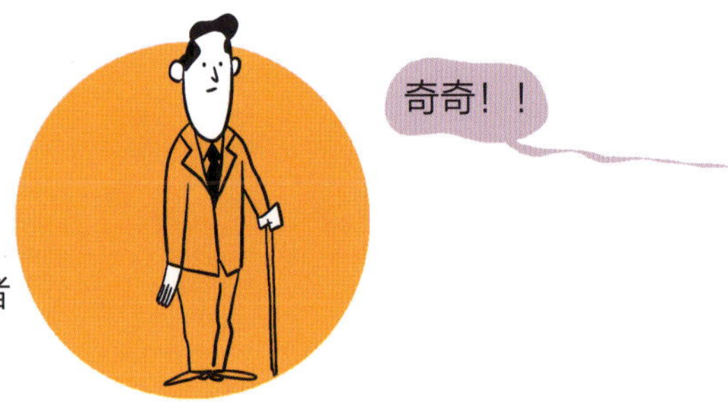
奇奇！！

1923

诺贝尔生理学或医学奖因胰岛素的发现及其在糖尿病治疗中的应用，被授予

弗雷德里克·班廷

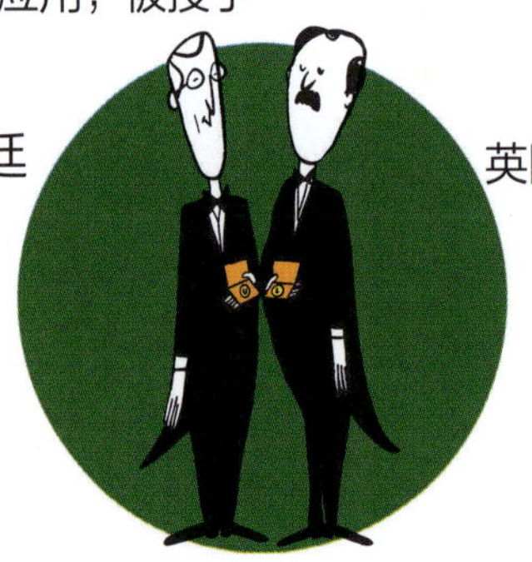

约翰·麦克劳德，
英国研究员（研究导师）

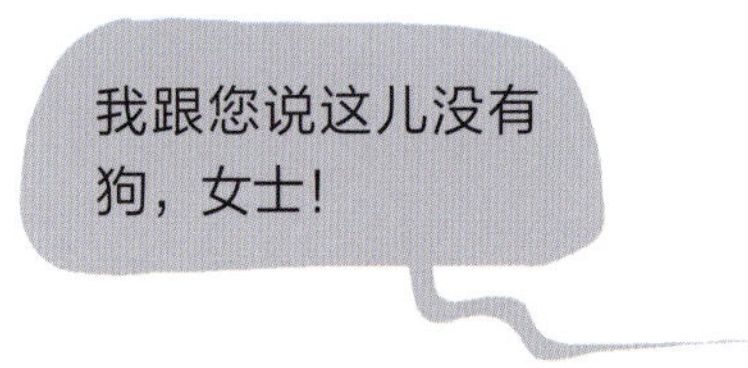
我跟您说这儿没有狗，女士！

当年的英国学生查尔斯·贝斯特和加拿大生化学家詹姆斯·科利普未曾获奖。

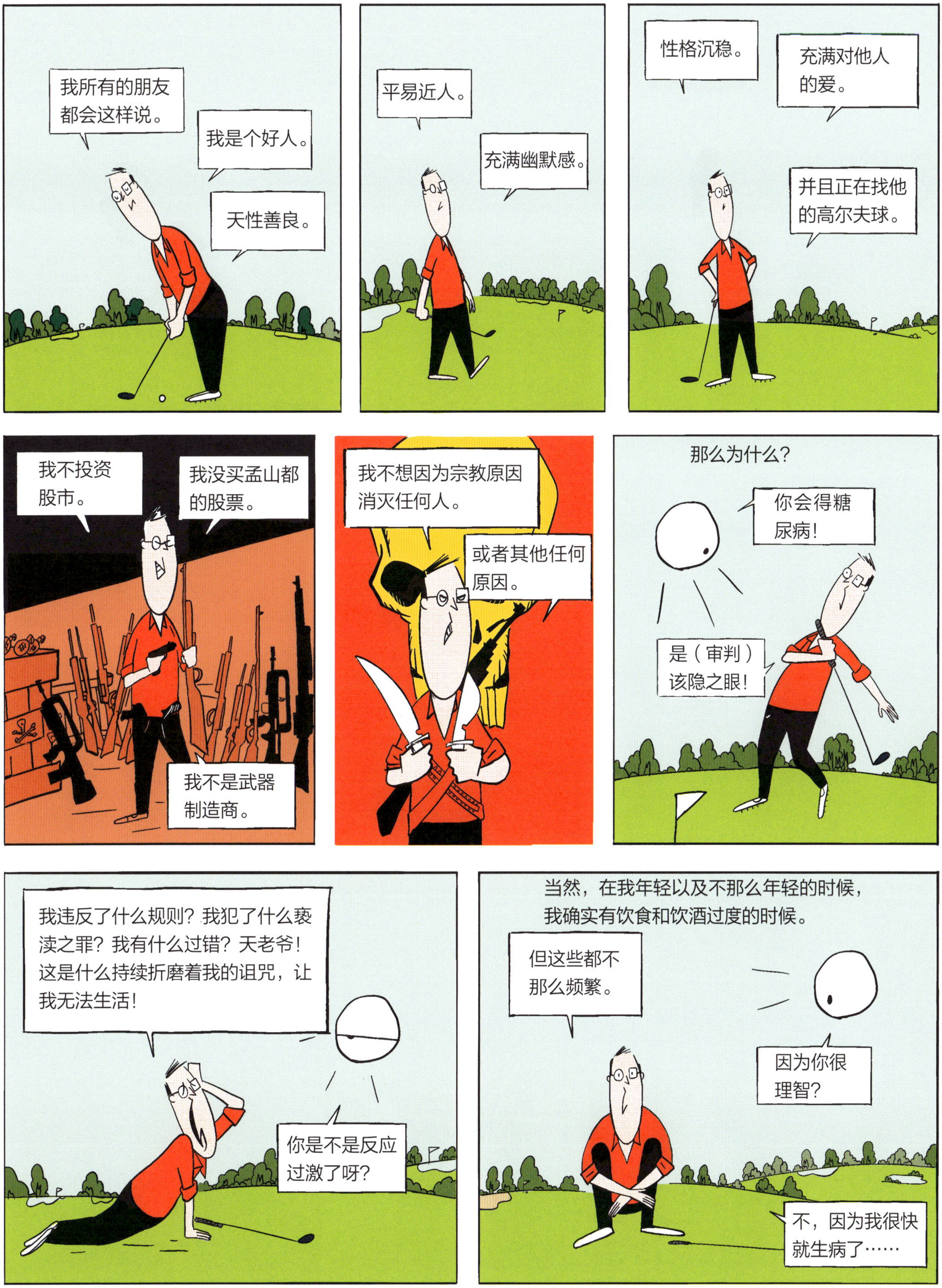

我所有的朋友
都会这样说。
我是个好人。
天性善良。
平易近人。
充满幽默感。
性格沉稳。
充满对他人
的爱。
并且正在找他
的高尔夫球。
我不投资
股市。
我没买孟山都
的股票。
我不是武器
制造商。
我不想因为宗教原因
消灭任何人。
或者其他任何
原因。
那么为什么？
你会得糖
尿病！
是（审判）
该隐之眼！
我违反了什么规则？我犯了什么亵
渎之罪？我有什么过错？天老爷！
这是什么持续折磨着我的诅咒，让
我无法生活！
你是不是反应
过激了呀？
当然，在我年轻以及不那么年轻的时候，
我确实有饮食和饮酒过度的时候。
但这些都不
那么频繁。
因为你很
理智？
不，因为我很快
就生病了……

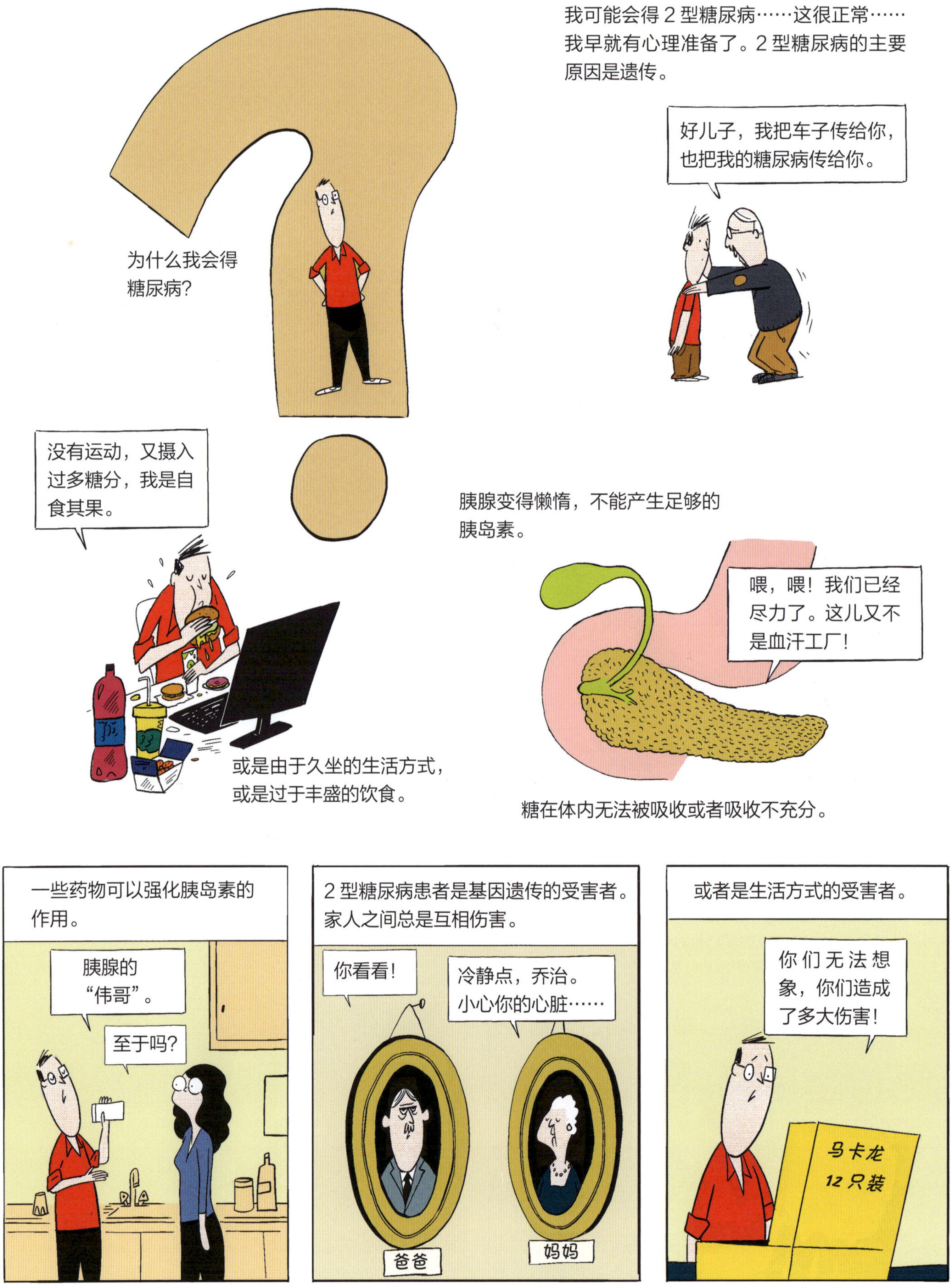

为什么我会得
糖尿病?
我可能会得2型糖尿病……这很正常……
我早就有心理准备了。2型糖尿病的主要
原因是遗传。
好儿子，我把车子传给你，
也把我的糖尿病传给你。
没有运动，又摄入
过多糖分，我是自
食其果。
或是由于久坐的生活方式，
或是过于丰盛的饮食。
胰腺变得懒惰，不能产生足够的
胰岛素。
喂，喂！我们已经
尽力了。这儿又不
是血汗工厂！
糖在体内无法被吸收或者吸收不充分。
一些药物可以强化胰岛素的
作用。
胰腺的
“伟哥”。
至于吗?
2型糖尿病患者是基因遗传的受害者。
家人之间总是互相伤害。
你看看！
冷静点，乔治。
小心你的心脏……
爸爸
妈妈
或者是生活方式的受害者。
你们无法想
象，你们造成
了多大伤害！
马卡龙
12只装

糖尿病之所以成为一种全球性流行病，主要是因为西方生活方式中那些“致糖尿病”的习惯，包括吃过于丰盛的食物和喝过甜的饮料，导致了这种疾病。

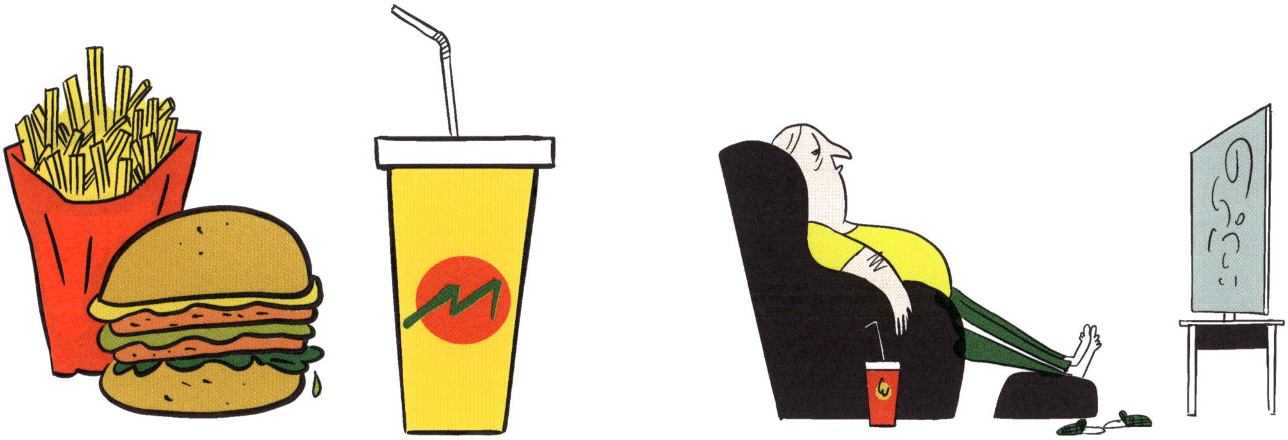

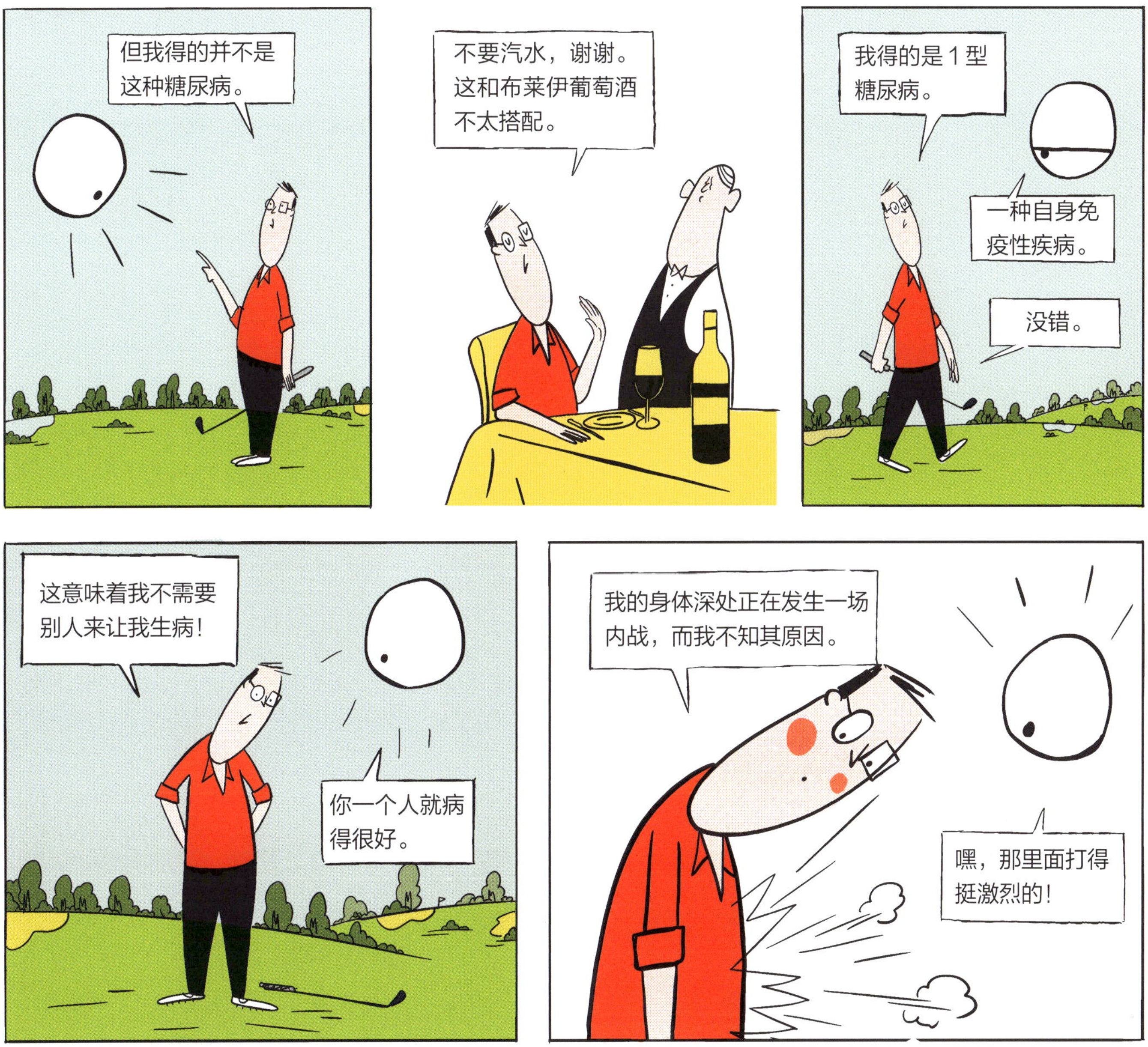
但我得的并不是
这种糖尿病。
不要汽水，谢谢。
这和布莱伊葡萄酒
不太搭配。
我得的是 1 型
糖尿病。
一种自身免
疫性疾病。
没错。
这意味着我不需要
别人来让我生病！
你一个人就病
得很好。
我的身体深处正在发生一场
内战，而我不知其原因。
嘿，那里面打得
挺激烈的！

我体内的抗体，也许已经在血液中潜伏多年，然后某个美好（？）的一天，决定开始行动。

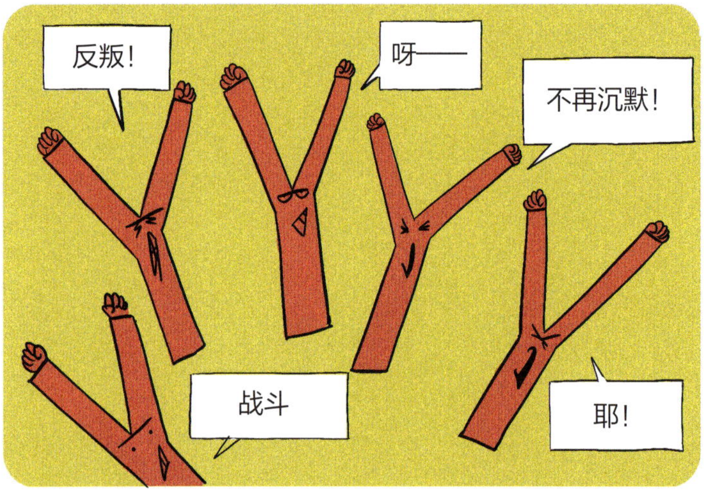

那个应该保护我免受外部攻击的免疫系统，把枪口指向了我。

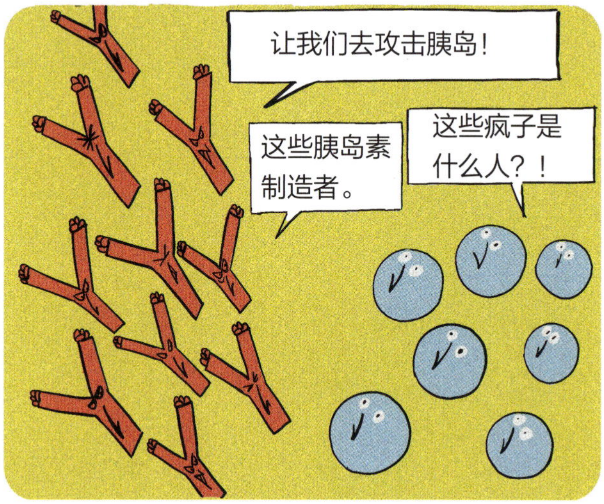

实际上，似乎这一切都是由我的白细胞之间沟通不良引起的。

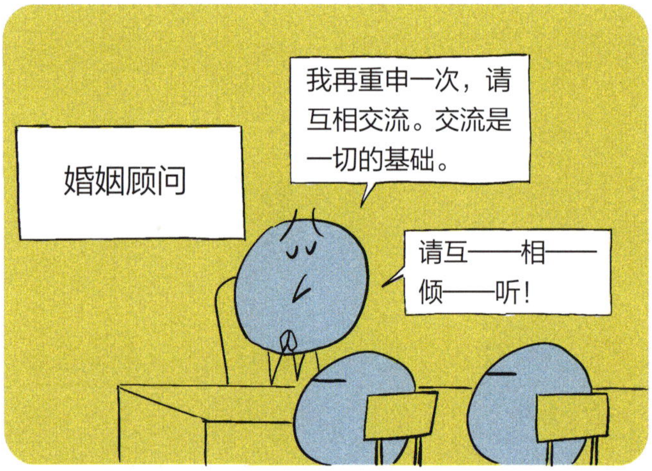
婚姻顾问
我再重申一次，请互相交流。交流是一切的基础。
请互——相——倾——听！

这个精密系统的紊乱可能会导致或轻或重的后果。

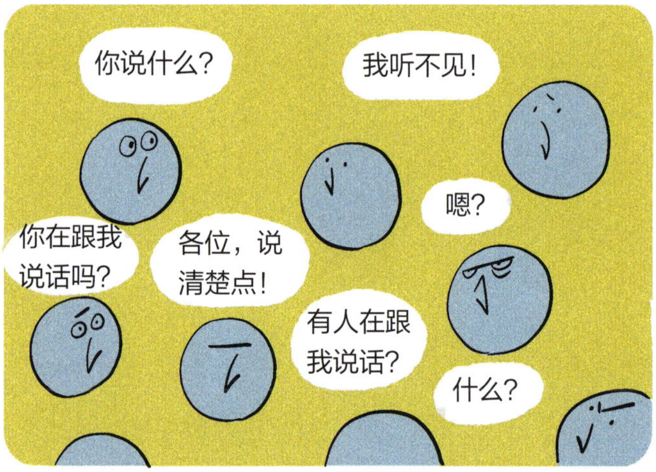

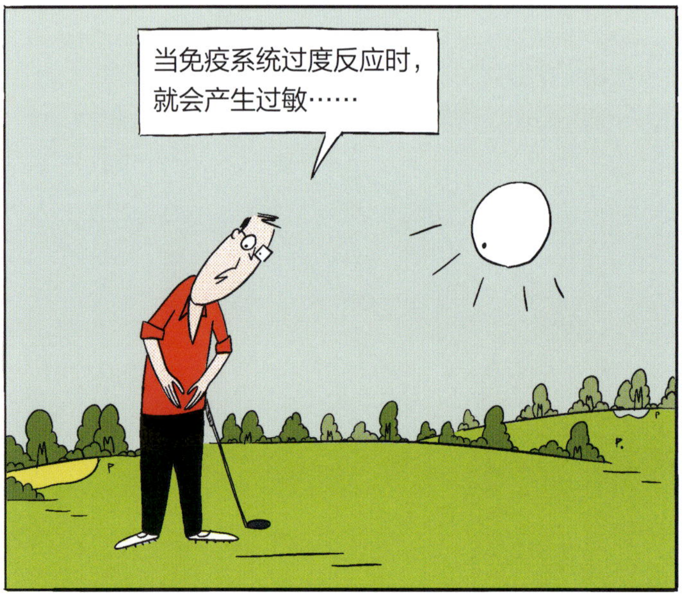
当免疫系统过度反应时，就会产生过敏……

也可能会产生自身免疫病，如果免疫系统开始攻击自身。

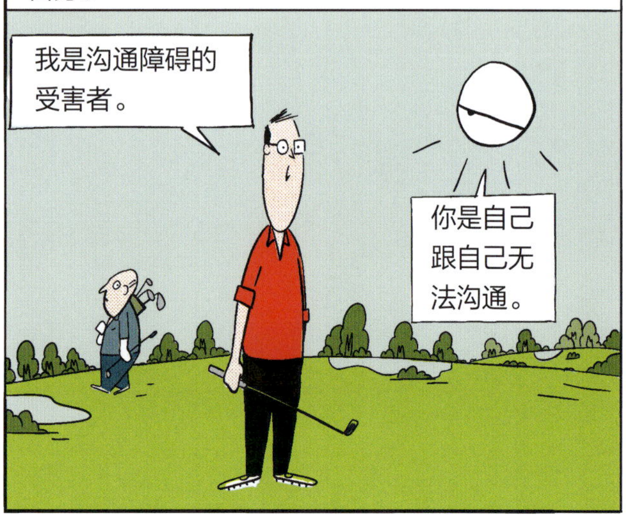
我是沟通障碍的受害者。
你是自己跟自己无法沟通。

我曾以为自己是身体的唯一掌舵者，认为我的思想主导着我的身体。当然，在某些情况下，我清楚地知道身体有些需求是我无法忽视的。

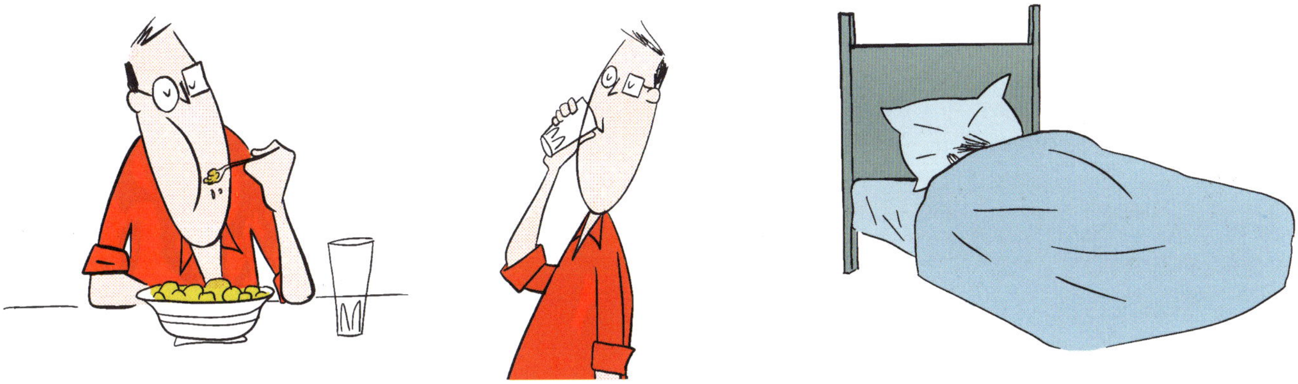

我觉得自己像是一个司机，必须给汽车加油，做一些基本保养，才能驾驶它。

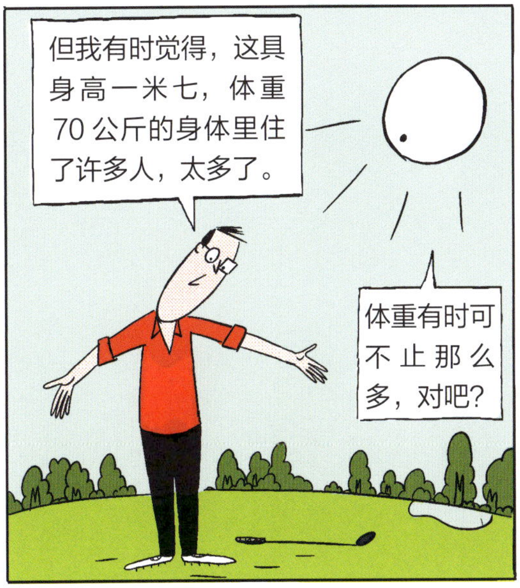
但我有时觉得，这具身高一米七，体重70公斤的身体里住了许多人，太多了。
体重有时可不止那么多，对吧？

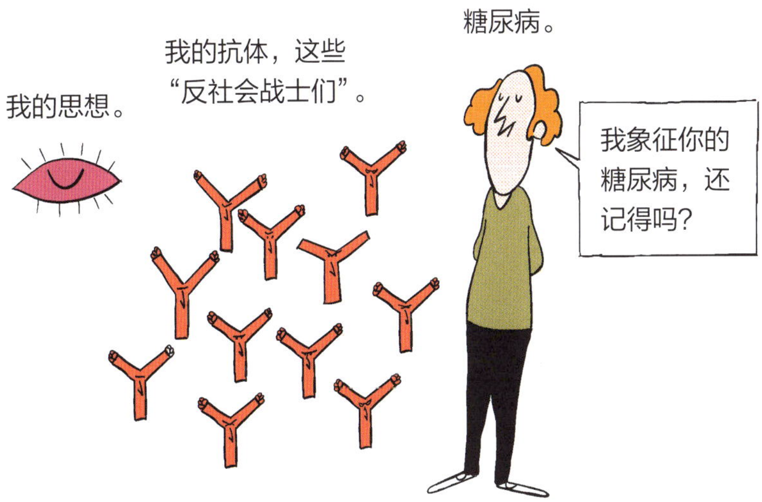
我的思想。
我的抗体，这些“反社会战士们”。
糖尿病。
我象征你的糖尿病，还记得吗？

更糟的是，我在自己体内反而成了少数派。

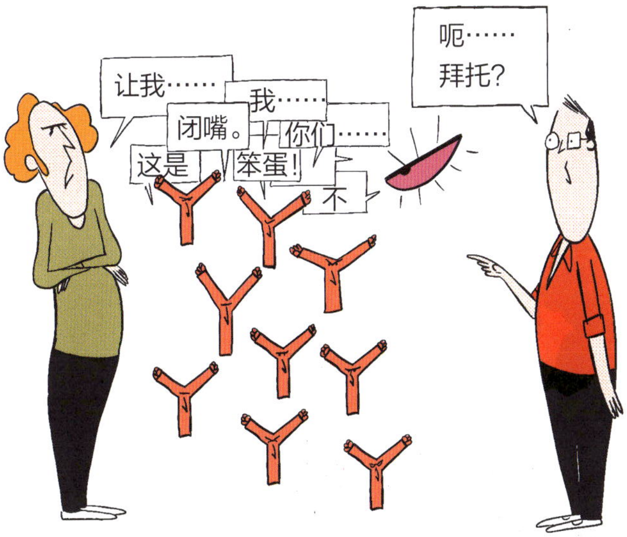
让我……
我……
闭嘴。
你们……
这是
笨蛋！
不
呃……
拜托？

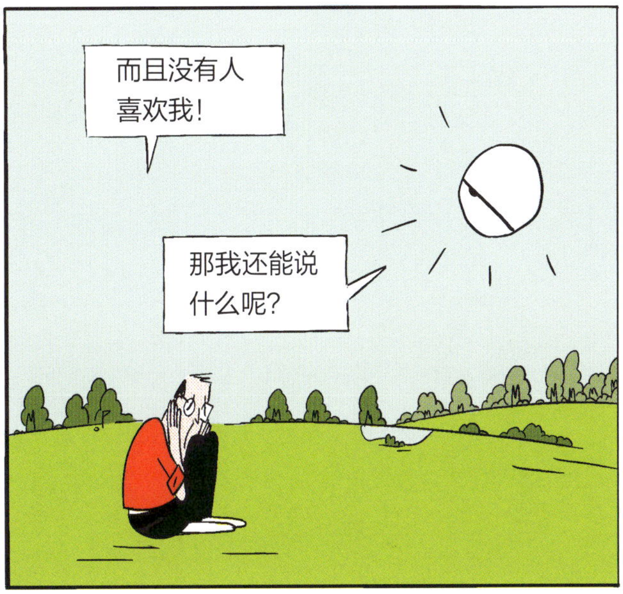
而且没有人喜欢我！
那我还能说什么呢？

司机和车的比喻似乎不再成立了。除斯蒂芬·金的小说《克里斯汀》以外，有哪辆车会故意试图杀害它的司机呢？

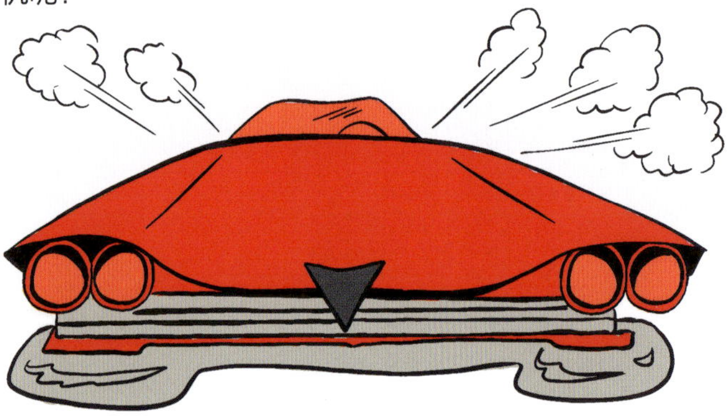

而对糖尿病，特别是自身免疫型来说，事情正是如此。

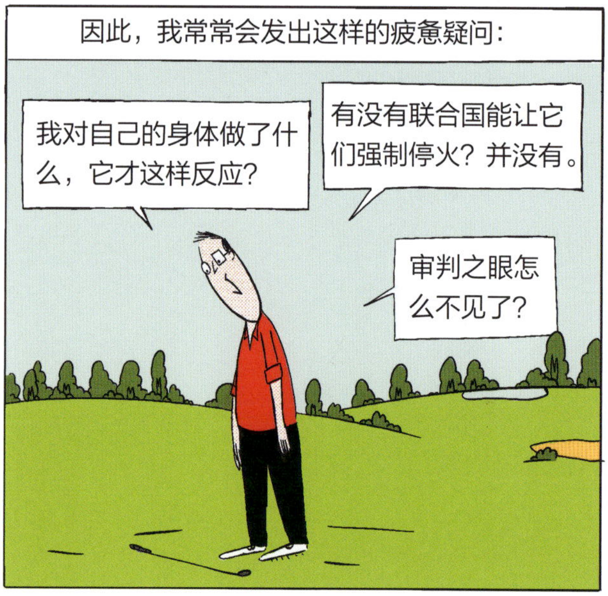

因此，我常常会发出这样的疲惫疑问：
我对自己的身体做了什么，它才这样反应？
有没有联合国能让它们强制停火？并没有。
审判之眼怎么不见了？

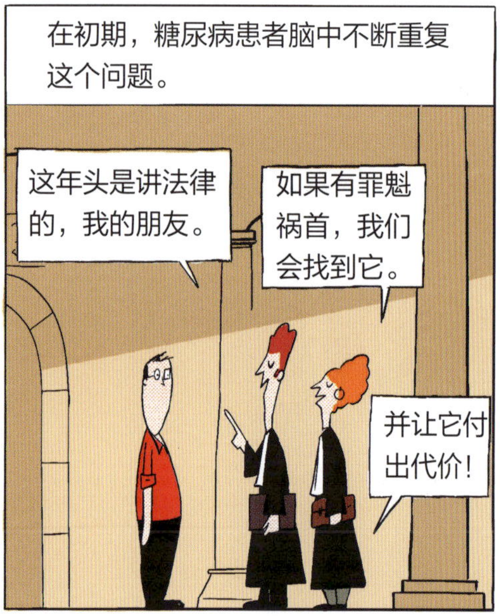

在初期，糖尿病患者脑中不断重复这个问题。
这年头是讲法律的，我的朋友。
如果有罪魁祸首，我们会找到它。
并让它付出代价！

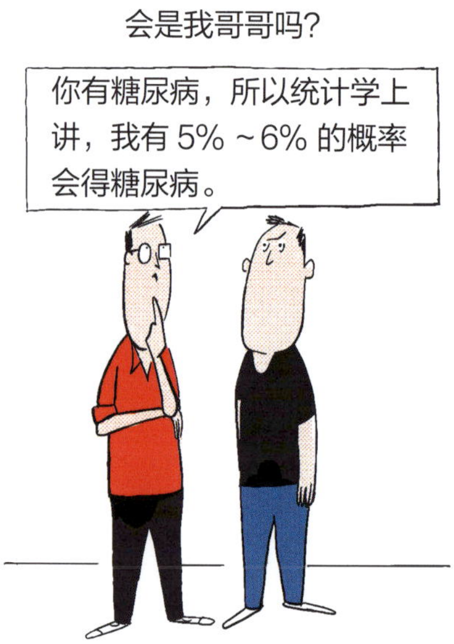

会是我哥哥吗？
你有糖尿病，所以统计学上讲，我有 5% ~6% 的概率会得糖尿病。

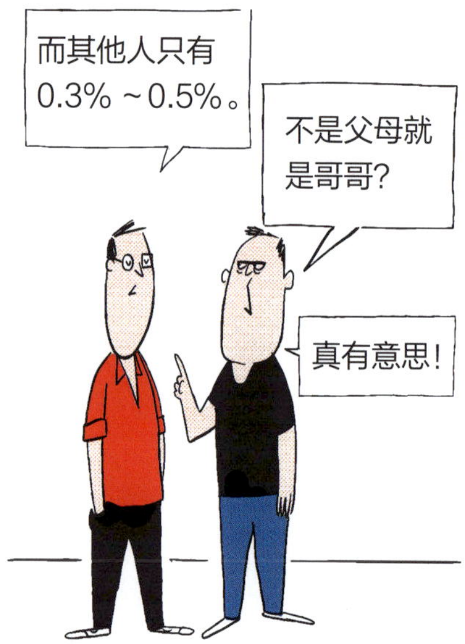

而其他人只有 0.3% ~0.5%。
不是父母就是哥哥？
真有意思！

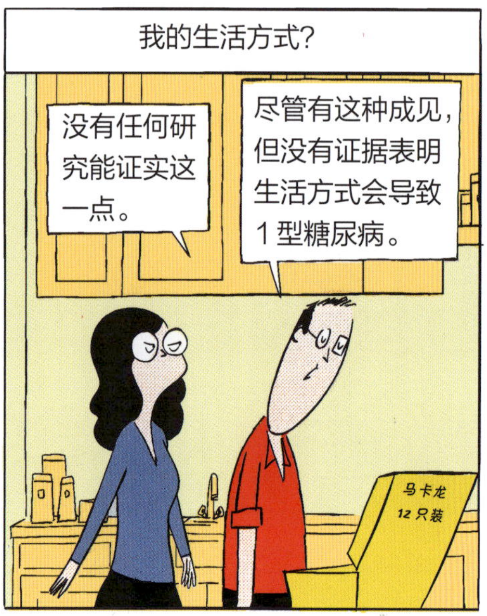

我的生活方式？
没有任何研究能证实这一点。
尽管有这种成见，但没有证据表明生活方式会导致 1 型糖尿病。
马卡龙
12 只装

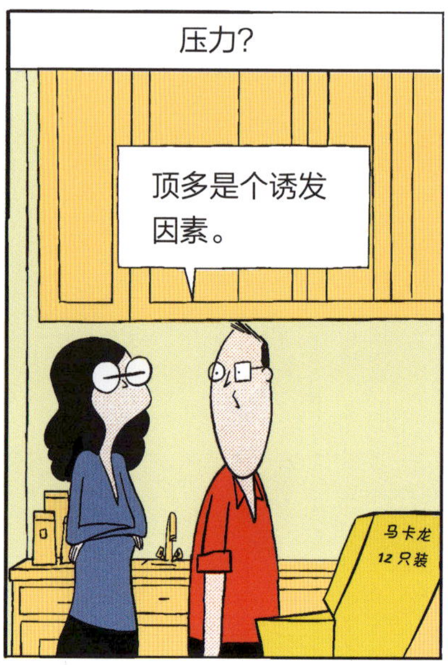

压力？
顶多是个诱发因素。
马卡龙
12 只装

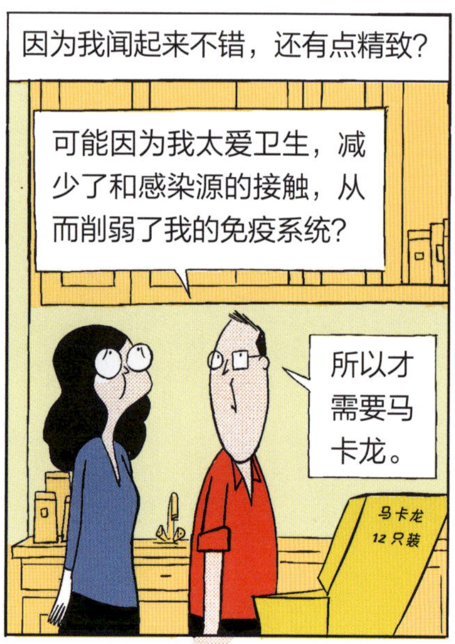

因为我闻起来不错，还有点精致？
可能因为我太爱卫生，减少了和感染源的接触，从而削弱了我的免疫系统？
所以才需要马卡龙。
马卡龙
12 只装

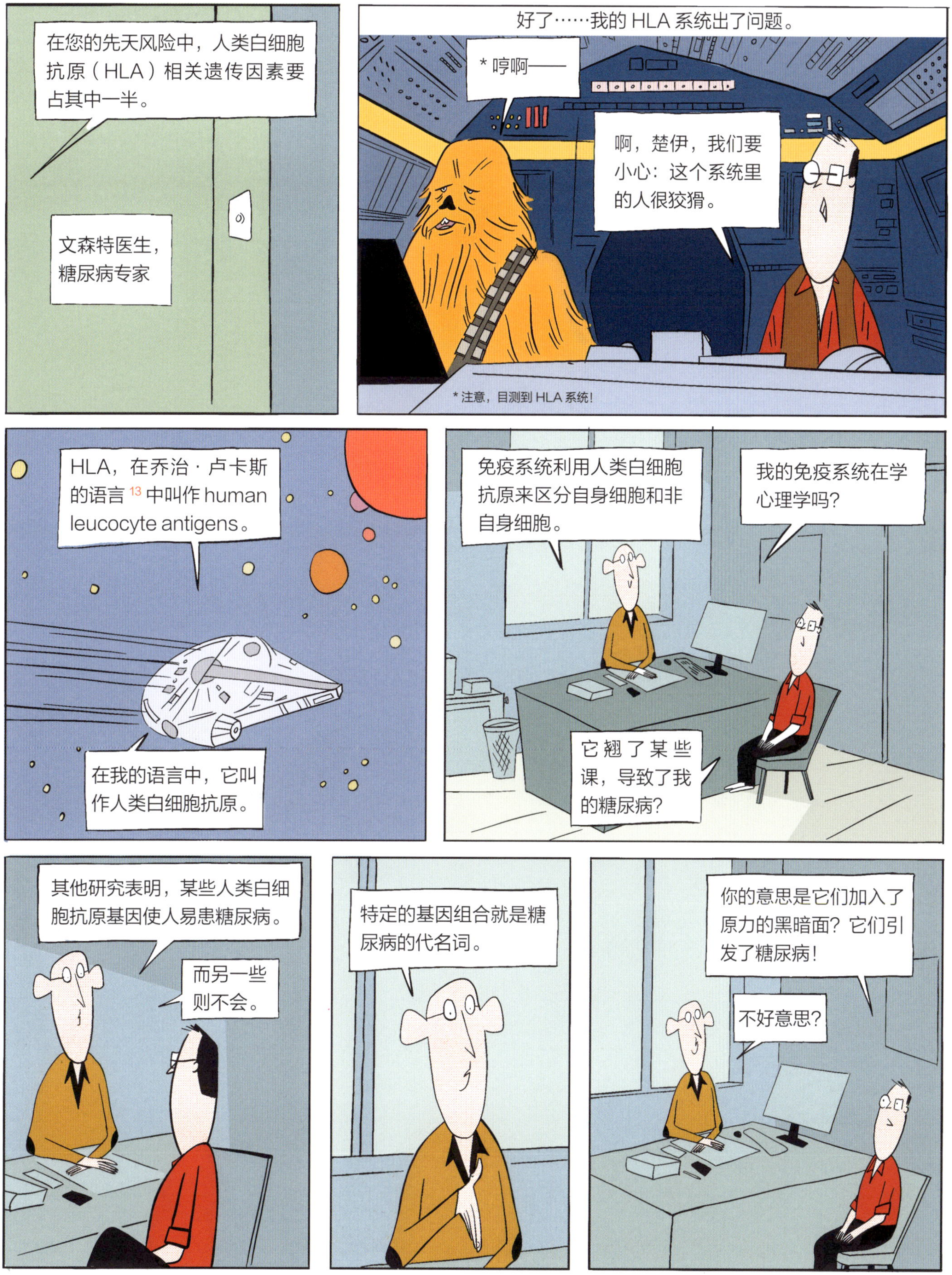
在您的先天风险中，人类白细胞抗原（HLA）相关遗传因素要占其中一半。
文森特医生，糖尿病专家
好了……我的 HLA 系统出了问题。
* 哼啊——
啊，楚伊，我们要小心：这个系统里的人很狡猾。
* 注意，目测到 HLA 系统！
HLA，在乔治 · 卢卡斯的语言[13]中叫作 human leucocyte antigens。
在我的语言中，它叫作人类白细胞抗原。
免疫系统利用人类白细胞抗原来区分自身细胞和非自身细胞。
我的免疫系统在学心理学吗？
它翘了某些课，导致了我的糖尿病？
其他研究表明，某些人类白细胞抗原基因使人易患糖尿病。
而另一些则不会。
特定的基因组合就是糖尿病的代名词。
你的意思是它们加入了原力的黑暗面？它们引发了糖尿病！
不好意思？

13 译者注：乔治 · 卢卡斯（George Lucas），美国导演、编剧、制片人，《星球大战》系列电影导演。此处乔治 · 卢卡斯的语言即指英语。

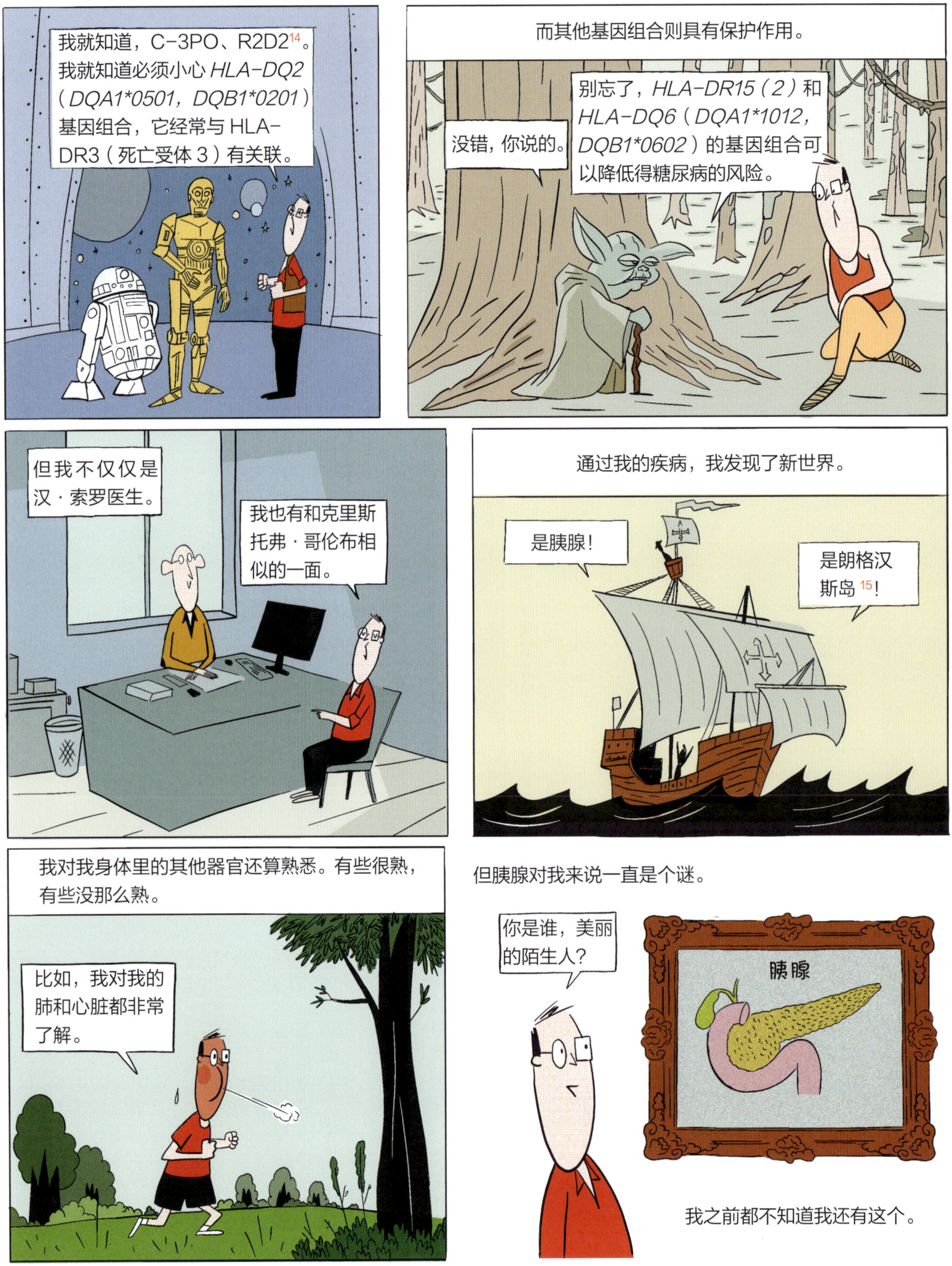
我就知道，C-3PO、R2D2[14]。我就知道必须小心 *HLA-DQ2*（*DQA1*0501*，*DQB1*0201*）基因组合，它经常与 HLA-DR3（死亡受体 3）有关联。
而其他基因组合则具有保护作用。
没错，你说的。
别忘了，*HLA-DR15*（2）和 *HLA-DQ6*（*DQA1*1012*，*DQB1*0602*）的基因组合可以降低得糖尿病的风险。
但我不仅仅是汉·索罗医生。
我也有和克里斯托弗·哥伦布相似的一面。
通过我的疾病，我发现了新世界。
是胰腺！
是朗格汉斯岛[15]！
我对我身体里的其他器官还算熟悉。有些很熟，有些没那么熟。
比如，我对我的肺和心脏都非常了解。
但胰腺对我来说一直是个谜。
你是谁，美丽的陌生人？
胰腺
我之前都不知道我还有这个。

14 译者注：系列电影《星球大战》中两个机器人角色的名字。

15 译者注：胰岛由德国病理学家保罗·朗格汉斯于1869年发现，因此胰岛也称作朗格汉斯岛。

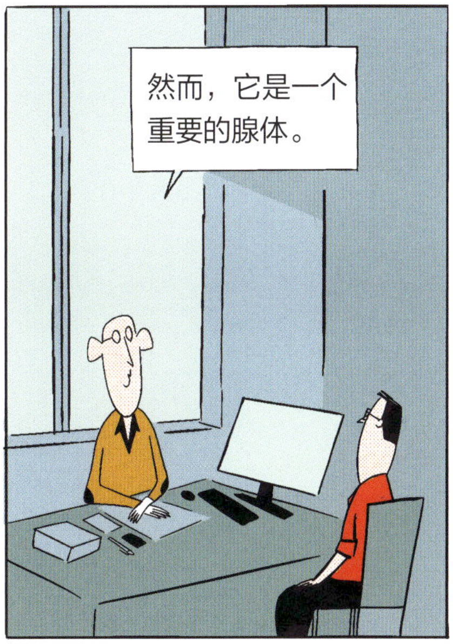

其重量为70~100克，小巧但不可或缺。

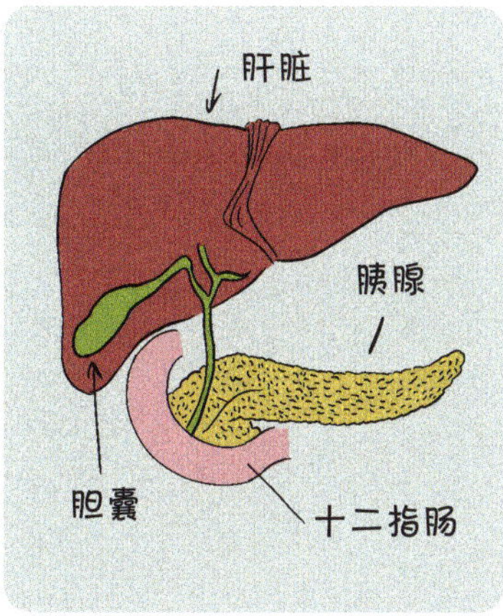

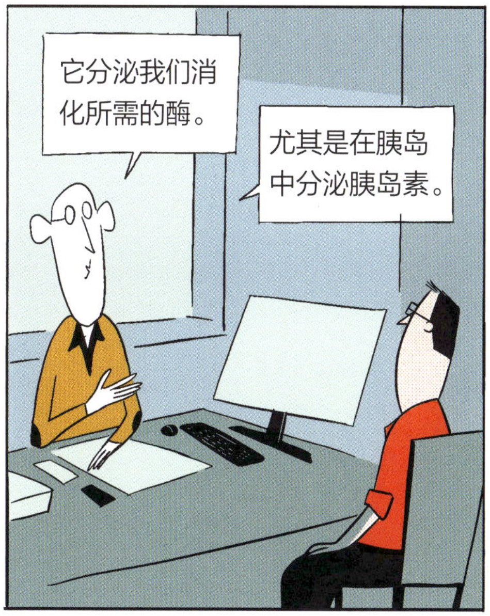

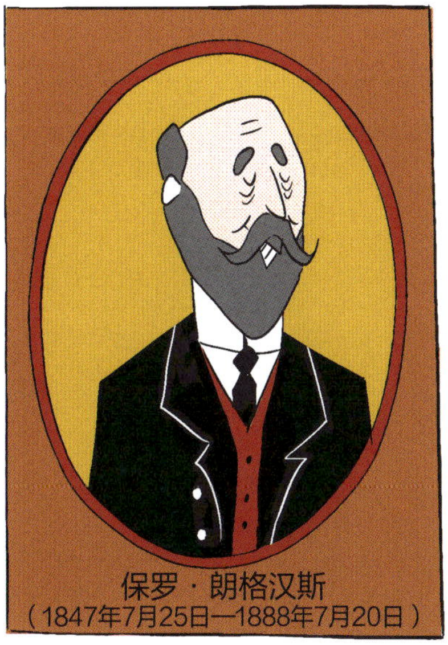

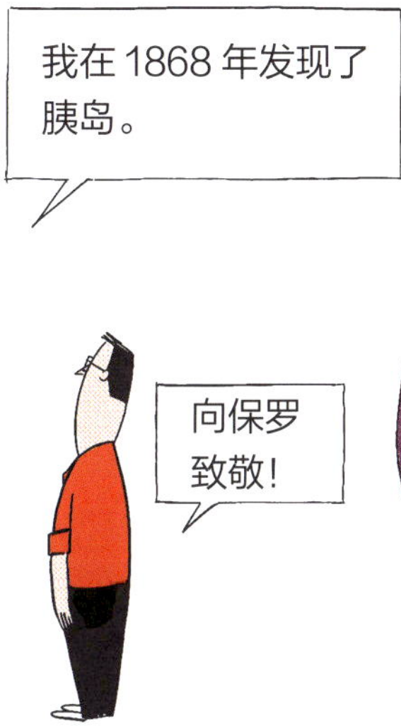

这些胰岛呈环礁状。

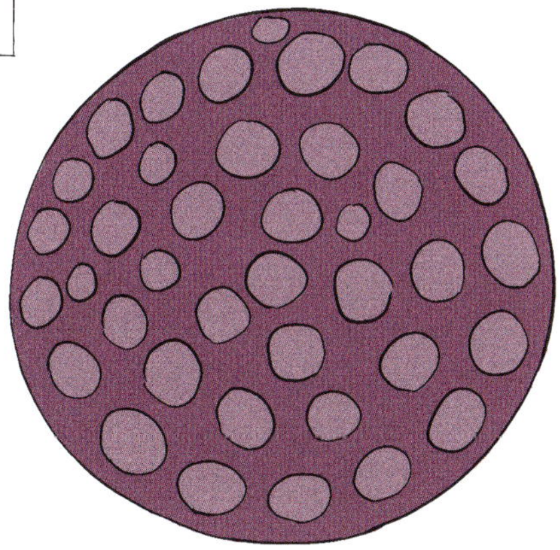

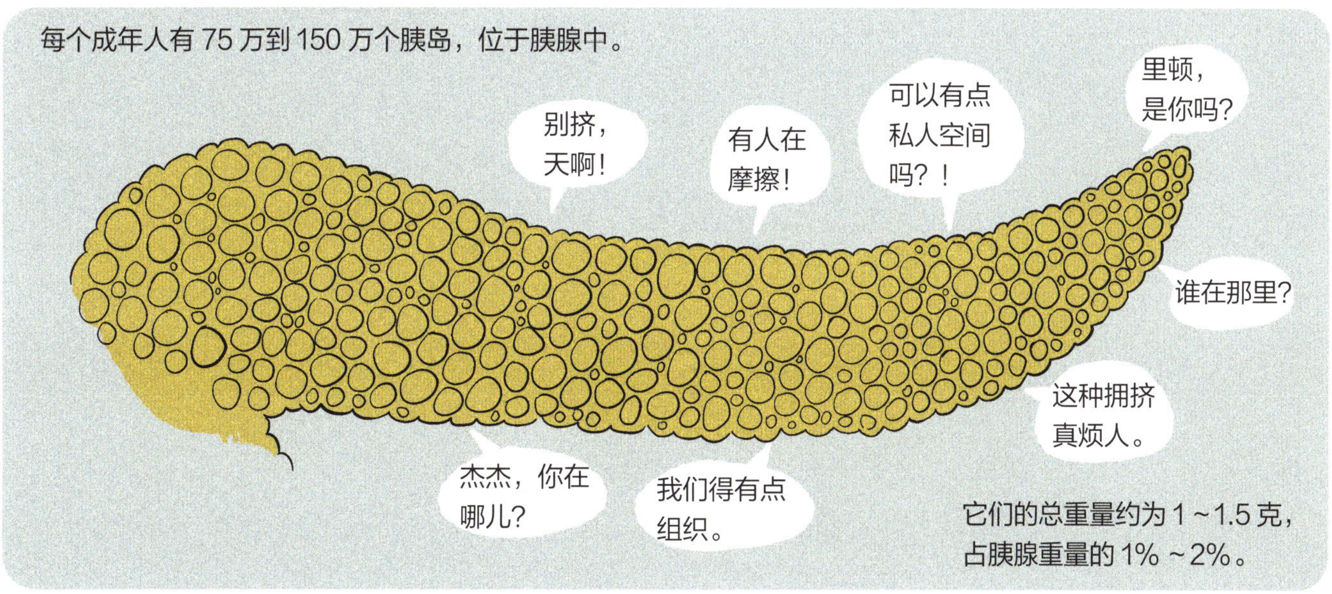

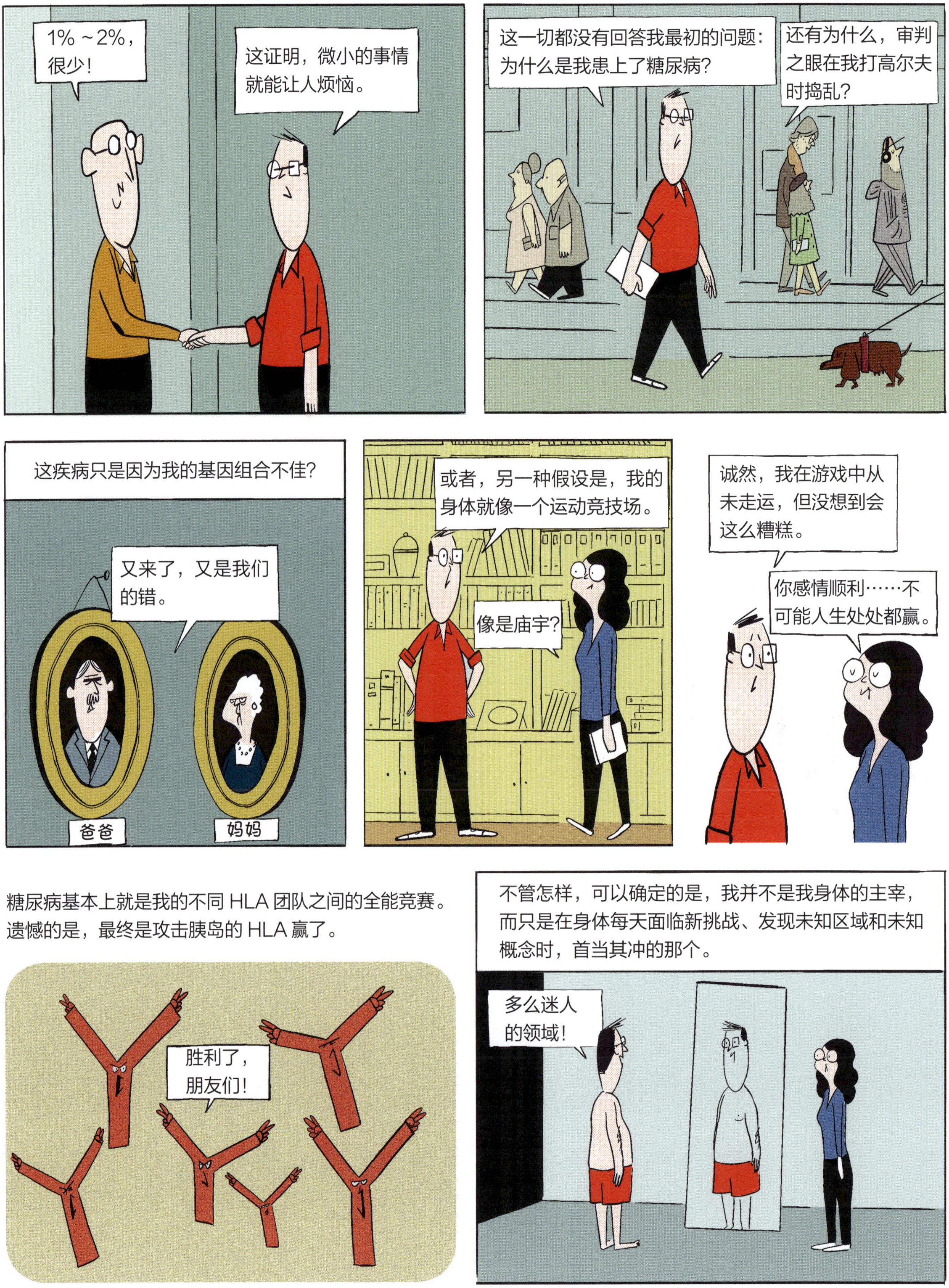
1%～2%，很少！
这证明，微小的事情就能让人烦恼。
这一切都没有回答我最初的问题：为什么是我患上了糖尿病？
还有为什么，审判之眼在我打高尔夫时捣乱？
这疾病只是因为我的基因组合不佳？
又来了，又是我们的错。
爸爸
妈妈
或者，另一种假设是，我的身体就像一个运动竞技场。
像是庙宇？
诚然，我在游戏中从未走运，但没想到会这么糟糕。
你感情顺利……不可能人生处处都赢。
糖尿病基本上就是我的不同 HLA 团队之间的全能竞赛。遗憾的是，最终是攻击胰岛的 HLA 赢了。
胜利了，朋友们！
不管怎样，可以确定的是，我并不是我身体的主宰，而只是在身体每天面临新挑战、发现未知区域和未知概念时，首当其冲的那个。
多么迷人的领域！

聚焦知识

在被发现一个世纪后，胰岛素（一种由胰腺合生和分泌的激素）仍然是治疗20万法国“1型”也就是“胰岛素依赖型”糖尿病患者的核心治疗药物。

自20世纪90年代以来，近30%的1型糖尿病患者已经配备了胰岛素泵，不必每日多次进行胰岛素注射。

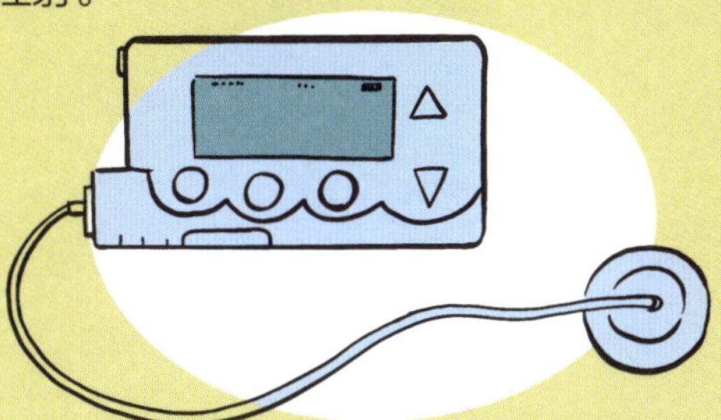

进入21世纪，连续血糖监测仪正在逐步替代刺手指测血糖。

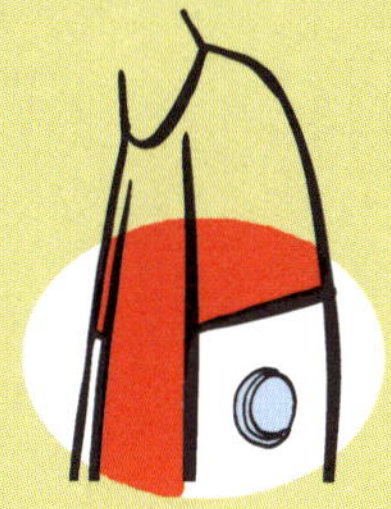

大约10年前，根据血糖测量结果自动输注胰岛素的软件开始出现。现在有一种新工具，称为“半封闭循环”或“人工胰腺”。

控制算法分析连续血糖监测仪的数据，确定维持适当的血糖水平所需的胰岛素量。此软件通常安装在智能手机、智能手表或其他设备上。

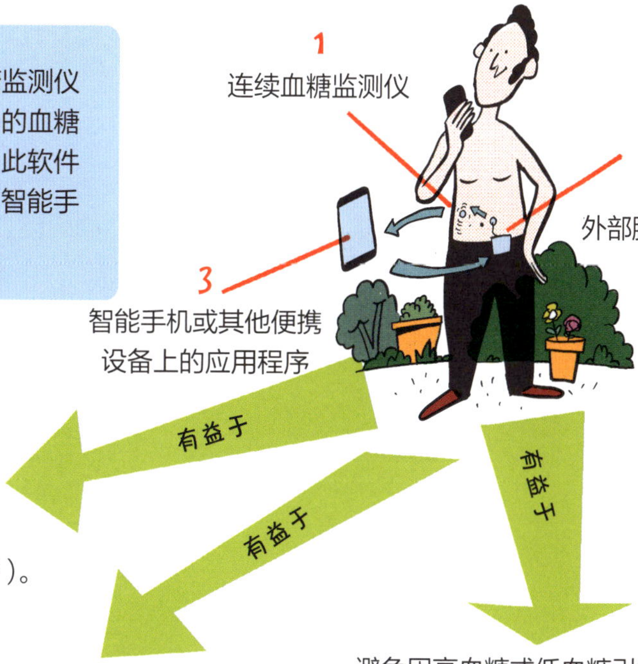

糖尿病管理更平衡（更平衡的血糖水平，降低糖化血红蛋白水平）。

心理负担减轻，生活质量提高。

避免因高血糖或低血糖引发的短期并发症，延缓其他潜在长期并发症的出现：心血管风险、视网膜病变、肾损伤、足部病变等。

在法国，这些医疗设备中的多种已获得CE[16]认证，并可通过医保报销。

16 编辑注：CE标志是产品进入欧盟国家及欧盟自由贸易协会国家市场的“通行证”。这是欧盟法律对相关产品提出的一种强制性要求，为各国产品在欧洲市场进行贸易提供了统一的最低技术标准。

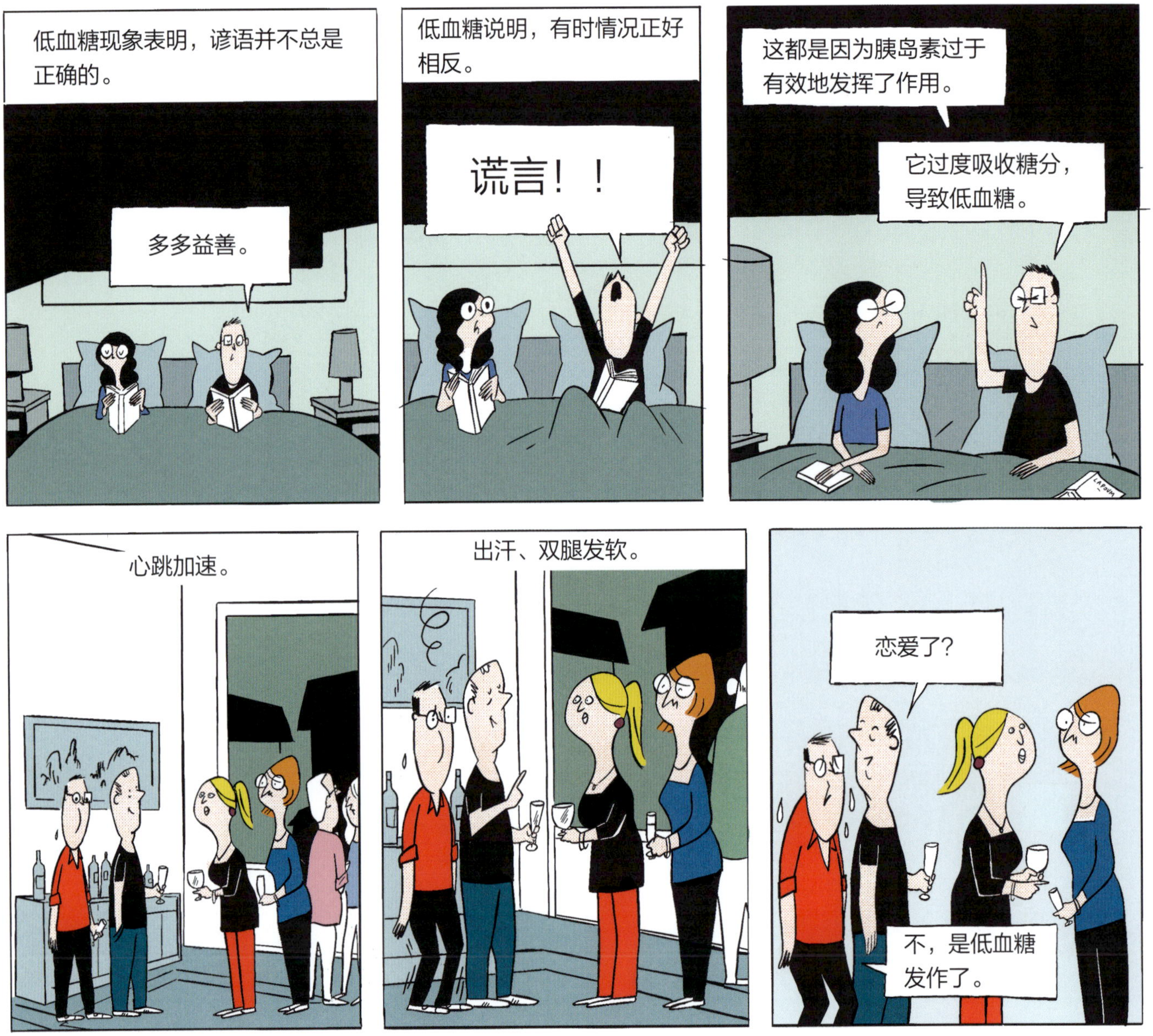
低血糖现象表明，谚语并不总是正确的。
多多益善。
低血糖说明，有时情况正好相反。
谎言！！
这都是因为胰岛素过于有效地发挥了作用。
它过度吸收糖分，导致低血糖。
心跳加速。
出汗、双腿发软。
恋爱了？
不，是低血糖发作了。

糖尿病是一种矛盾的疾病。

我们总是在与糖斗争。

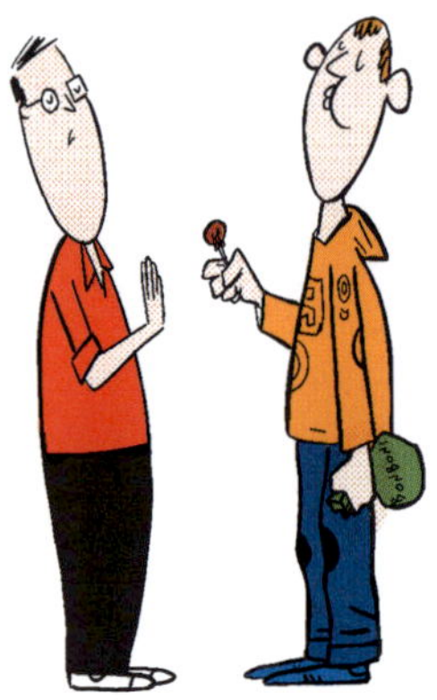

限制摄入。

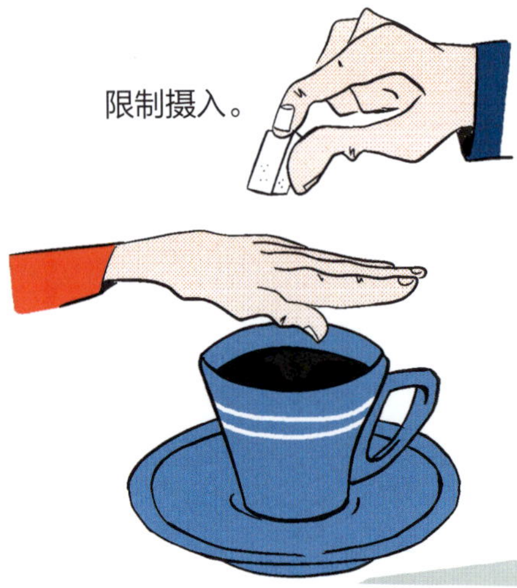

然而，如果我们感到不适，正是因身体里缺乏糖分。

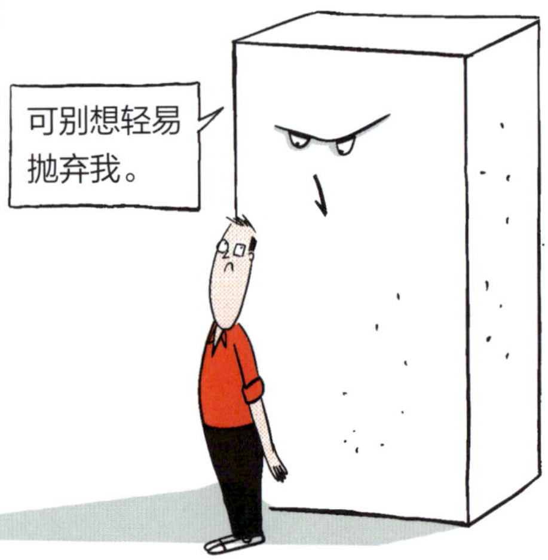
可别想轻易抛弃我。

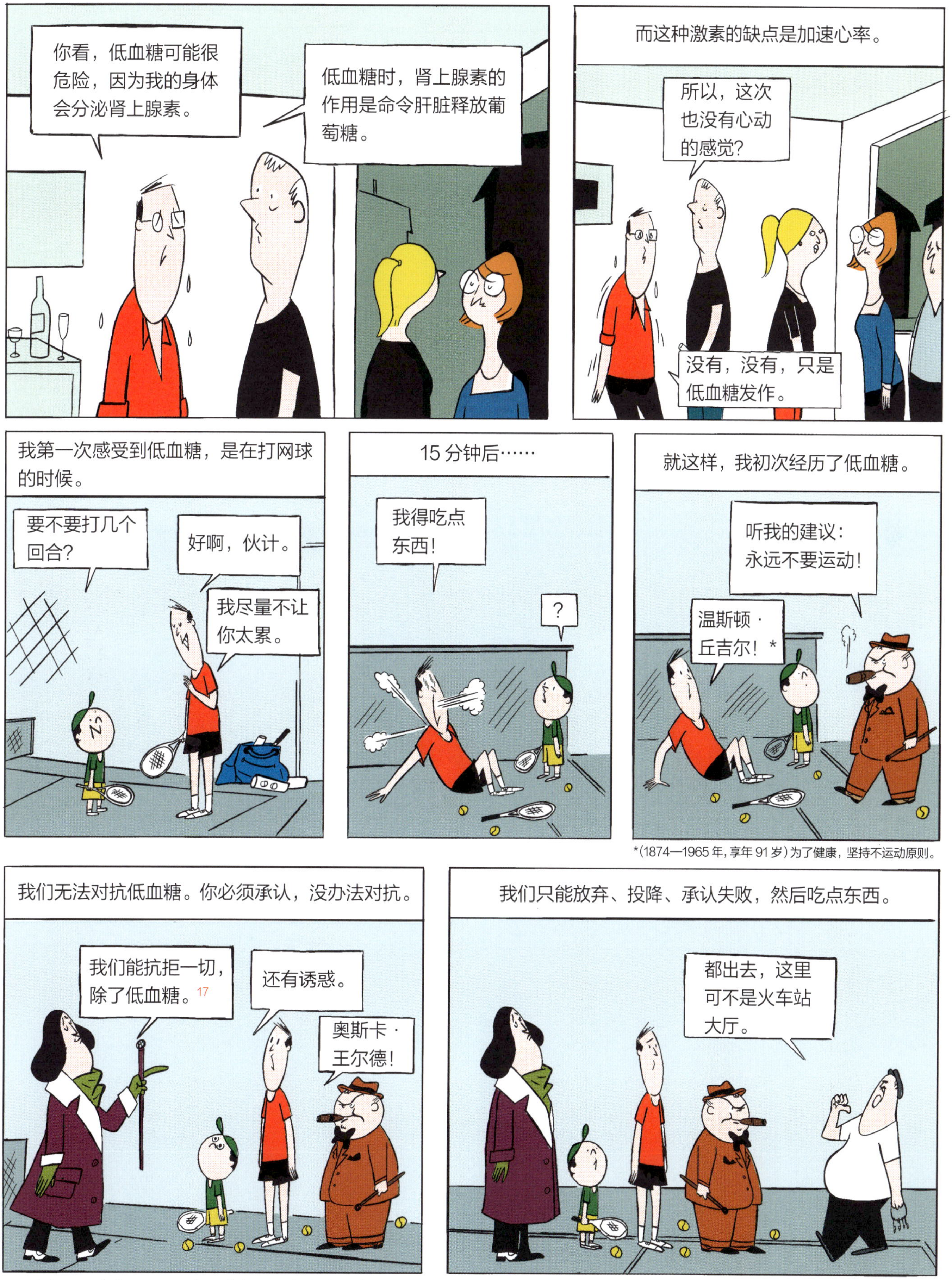
你看，低血糖可能很危险，因为我的身体会分泌肾上腺素。
低血糖时，肾上腺素的作用是命令肝脏释放葡萄糖。
而这种激素的缺点是加速心率。
所以，这次也没有心动的感觉？
没有，没有，只是低血糖发作。
我第一次感受到低血糖，是在打网球的时候。
要不要打几个回合？
好啊，伙计。
我尽量不让你太累。
15 分钟后……
我得吃点东西！
？
就这样，我初次经历了低血糖。
听我的建议：永远不要运动！
温斯顿·丘吉尔！*
*（1874—1965 年，享年 91 岁）为了健康，坚持不运动原则。
我们无法对抗低血糖。你必须承认，没办法对抗。
我们能抗拒一切，除了低血糖。17
还有诱惑。
奥斯卡·王尔德！
我们只能放弃、投降、承认失败，然后吃点东西。
都出去，这里可不是火车站大厅。

17 译者注：来自 19 世纪英国作家、艺术家奥斯卡·王尔德的名言“我能抵抗一切，除了诱惑。”（I can resist everything except temptation.）

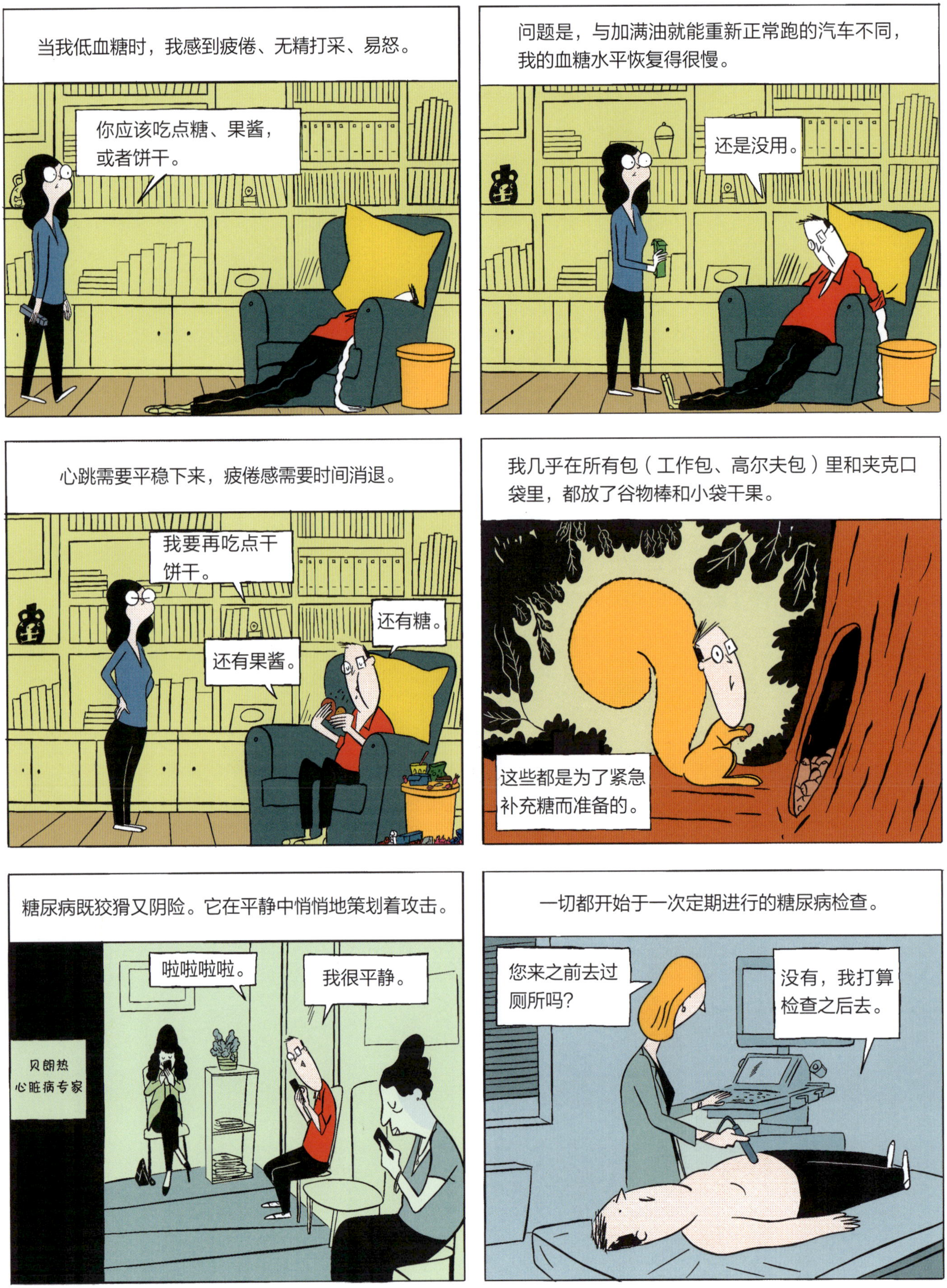
当我低血糖时，我感到疲倦、无精打采、易怒。
你应该吃点糖、果酱，或者饼干。
问题是，与加满油就能重新正常跑的汽车不同，我的血糖水平恢复得很慢。
还是没用。
心跳需要平稳下来，疲倦感需要时间消退。
我要再吃点干饼干。
还有果酱。
还有糖。
我几乎在所有包（工作包、高尔夫包）里和夹克口袋里，都放了谷物棒和小袋干果。
这些都是为了紧急补充糖而准备的。
糖尿病既狡猾又阴险。它在平静中悄悄地策划着攻击。
贝朗热
心脏病专家
啦啦啦啦。
我很平静。
一切都开始于一次定期进行的糖尿病检查。
您来之前去过厕所吗？
没有，我打算检查之后去。

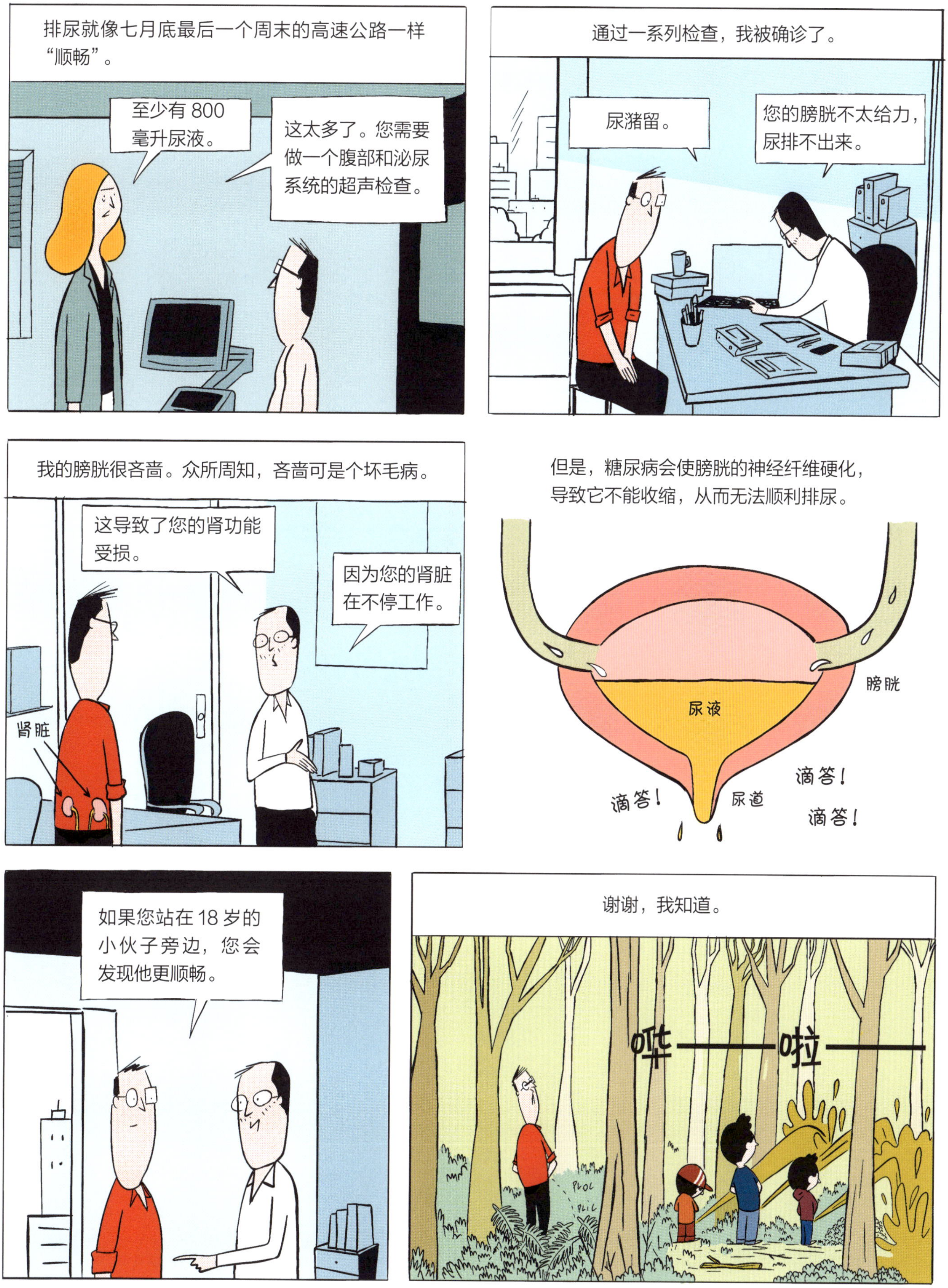
排尿就像七月底最后一个周末的高速公路一样“顺畅”。
至少有 800 毫升尿液。
这太多了。您需要做一个腹部和泌尿系统的超声检查。
通过一系列检查，我被确诊了。
尿潴留。
您的膀胱不太给力，尿排不出来。
我的膀胱很吝啬。众所周知，吝啬可是个坏毛病。
这导致了您的肾功能受损。
因为您的肾脏在不停工作。
肾脏
但是，糖尿病会使膀胱的神经纤维硬化，导致它不能收缩，从而无法顺利排尿。
膀胱
尿液
尿道
滴答！
滴答！
滴答！
如果您站在 18 岁的小伙子旁边，您会发现他更顺畅。
谢谢，我知道。
哗——啦——

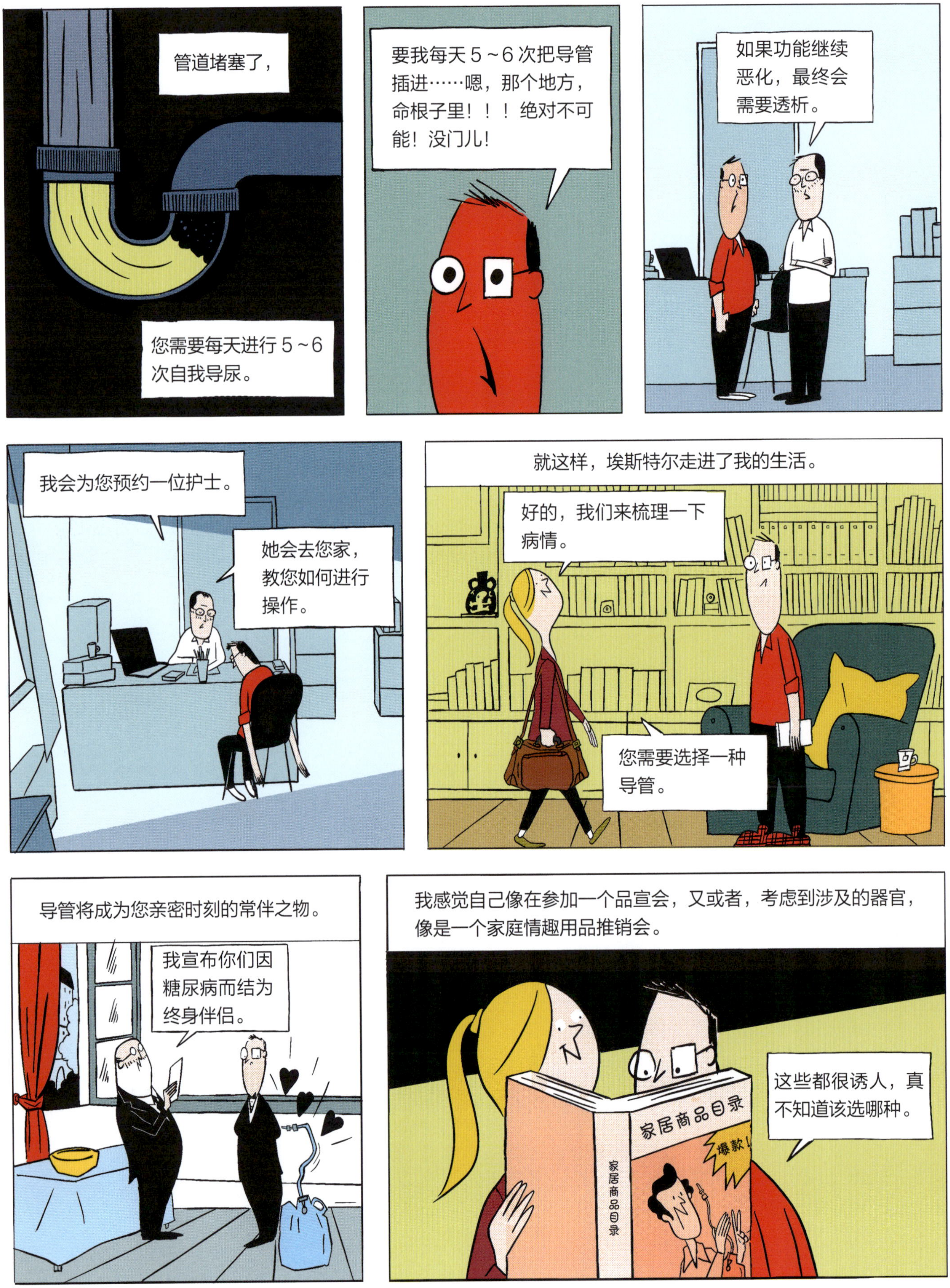
管道堵塞了，
您需要每天进行 5 ~ 6 次自我导尿。
要我每天 5 ~ 6 次把导管插进……嗯，那个地方，命根子里！！！绝对不可能！没门儿！
如果功能继续恶化，最终会需要透析。
我会为您预约一位护士。
她会去您家，教您如何进行操作。
就这样，埃斯特尔走进了我的生活。
好的，我们来梳理一下病情。
您需要选择一种导管。
导管将成为您亲密时刻的常伴之物。
我宣布你们因糖尿病而结为终身伴侣。
我感觉自己像在参加一个品宣会，又或者，考虑到涉及的器官，像是一个家庭情趣用品推销会。
家居商品目录
爆款！
这些都很诱人，真不知道该选哪种。

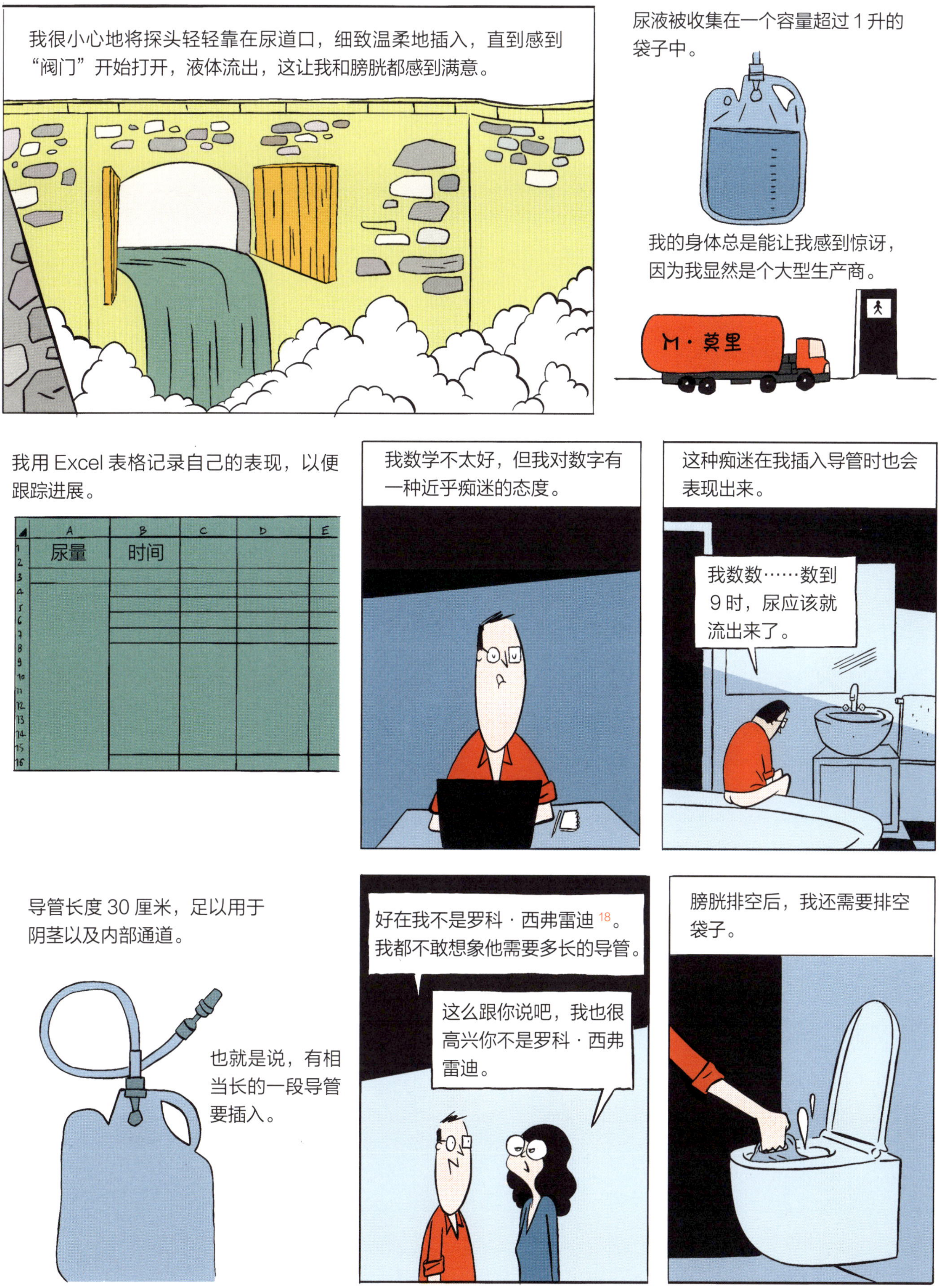

18 译者注：意大利色情片演员、导演、制作人。

尿袋的设计师肯定是米其林或其他地图出版社教出来的。

客观地说，这确实是自我导尿中最复杂的部分。最初的操作并不疼痛，可能会有一些摩擦和麻痒，仅此而已，但不痛苦。

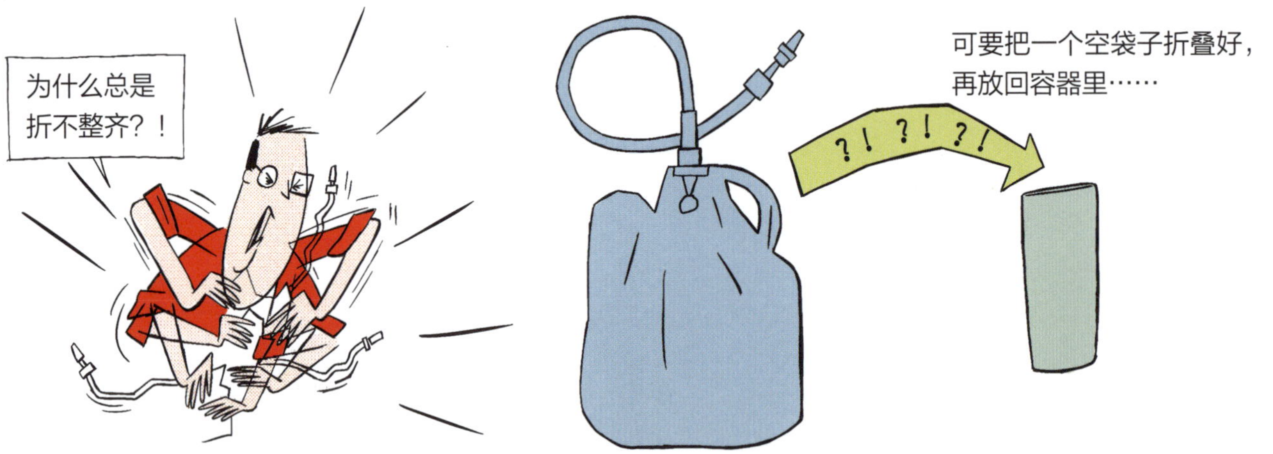

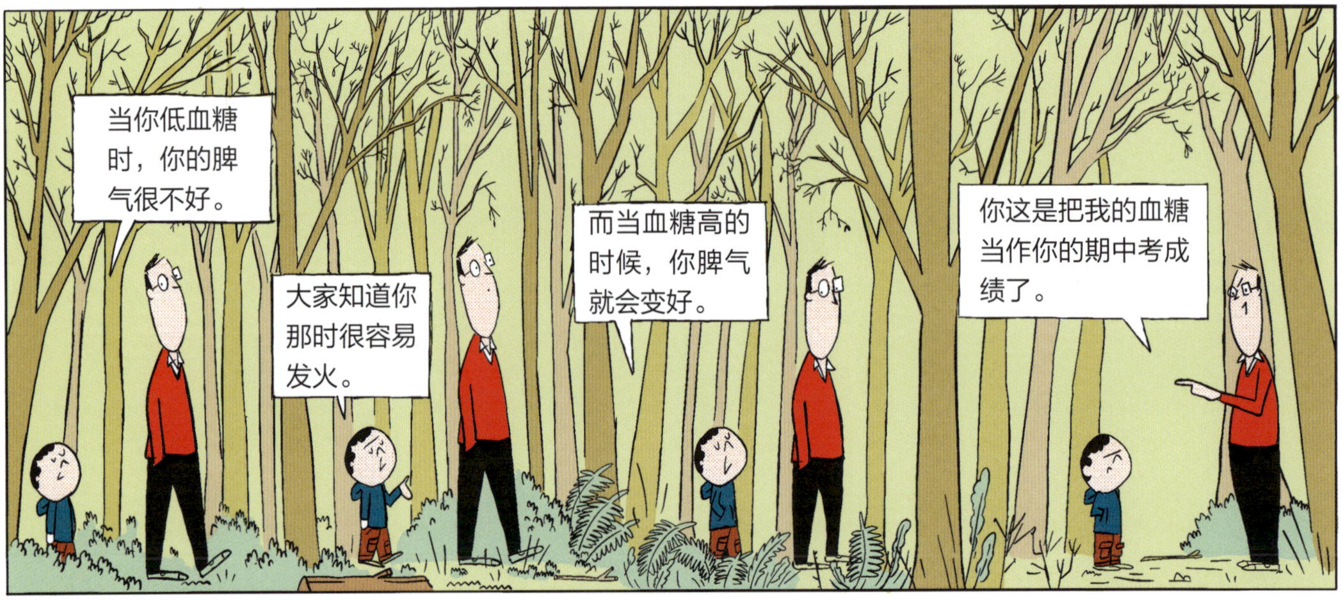
当你低血糖时，你的脾气很不好。
大家知道你那时很容易发火。
而当血糖高的时候，你脾气就会变好。
你这是把我的血糖当作你的期中考成绩了。

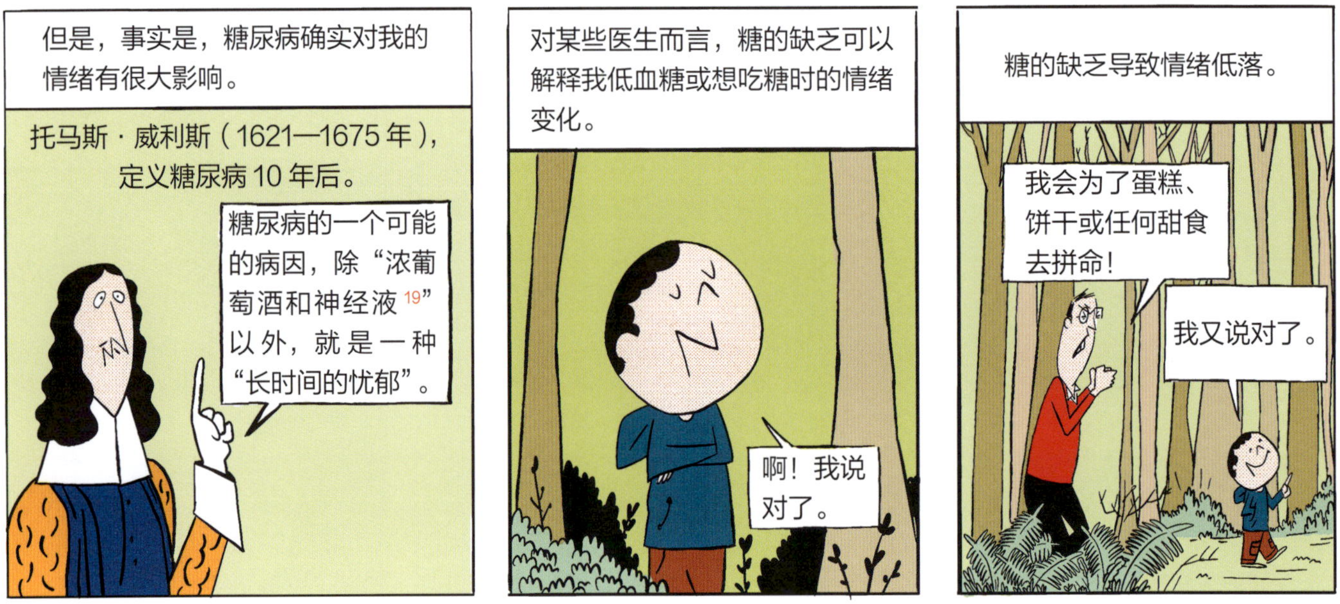
但是，事实是，糖尿病确实对我的情绪有很大影响。
托马斯·威利斯（1621—1675 年），定义糖尿病 10 年后。
糖尿病的一个可能的病因，除“浓葡萄酒和神经液[19]”以外，就是一种“长时间的忧郁”。
对某些医生而言，糖的缺乏可以解释我低血糖或想吃糖时的情绪变化。
啊！我说对了。
糖的缺乏导致情绪低落。
我会为了蛋糕、饼干或任何甜食去拼命！
我又说对了。

19 译者注：托马斯·威利斯是 17 世纪英国解剖学家和神经学家。他认为神经系统中流动着一种神经液，神经液紊乱会导致一系列疾病。

糖，作为甜美和节庆的象征（蛋糕和香槟），是至关重要的。

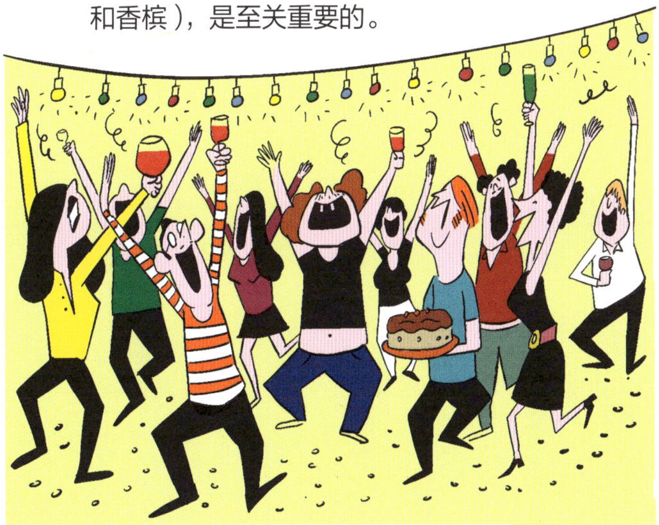

而糖尿病患者，由于总是需要控制糖的摄入量，他们的代谢被扰乱，这会影响到情绪。

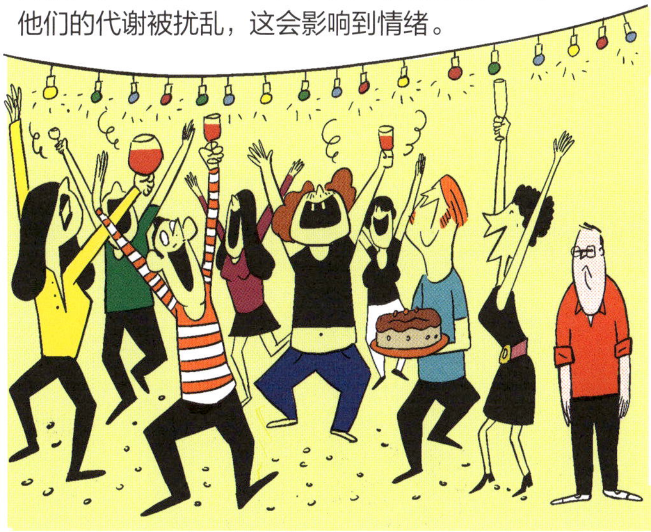

对糖的渴望和被剥夺的挫败感可能导致情绪长期处于烦躁状态，身边的人也会受到影响。

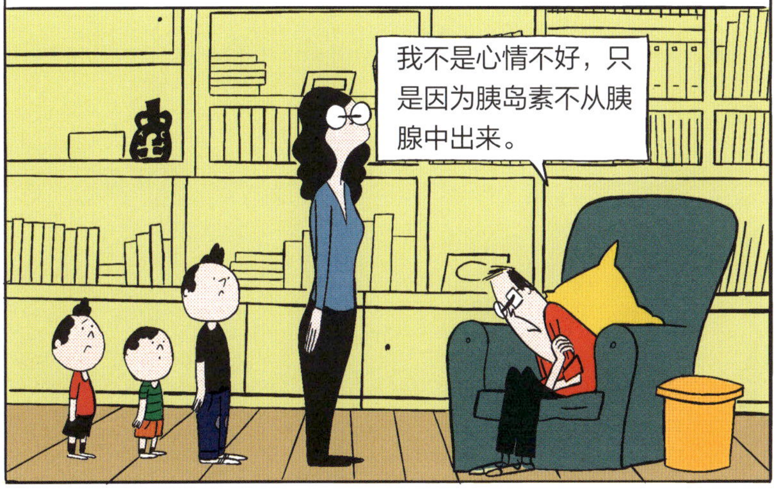
我不是心情不好，只是因为胰岛素不从胰腺中出来。

我就像那些言情小说中的男主角和女主角，会感到晕晕乎乎、心烦意乱，无缘无故地感到恼怒和急躁。总之，就是不舒服。

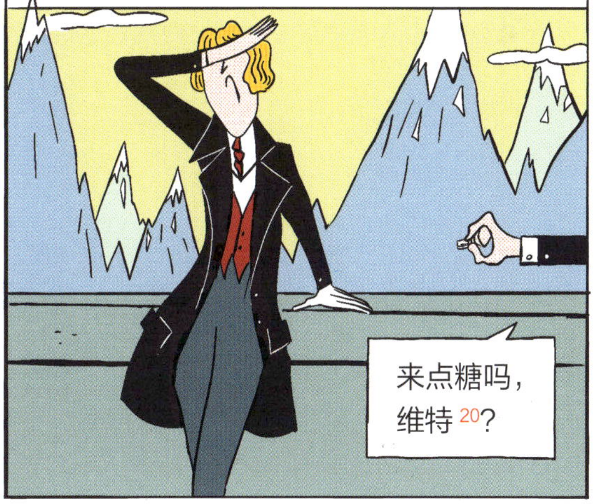
来点糖吗，维特[20]？

有时我明明心情很好，平静的禅意却毫无预兆地就被愤怒所取代，而我无法明确原因，也感受不到任何征兆。

我的坏脾气与血糖水平的关联并非总是显而易见。

如果我快低血糖了，我会有想咬人的冲动。

不过，我也可能会因为疲惫而表现出类似的状态，或者血糖过高也会导致同样的反应。

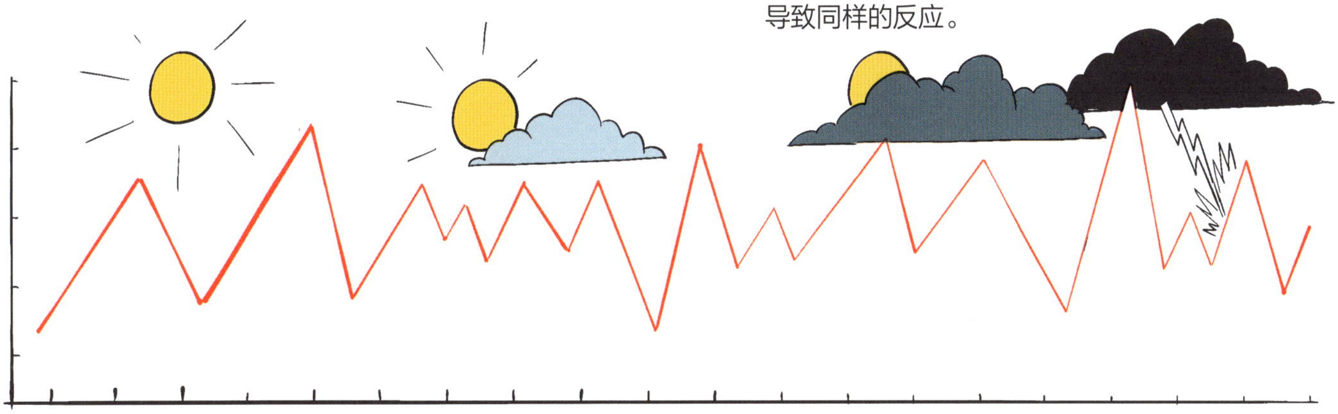

20 译者注：德国作家约翰·沃尔夫冈·冯·歌德的小说《少年维特之烦恼》的主人公。维特是一个感情细腻且丰富、才思敏捷，追求个性解放、情感自由和纯真爱情的青年。

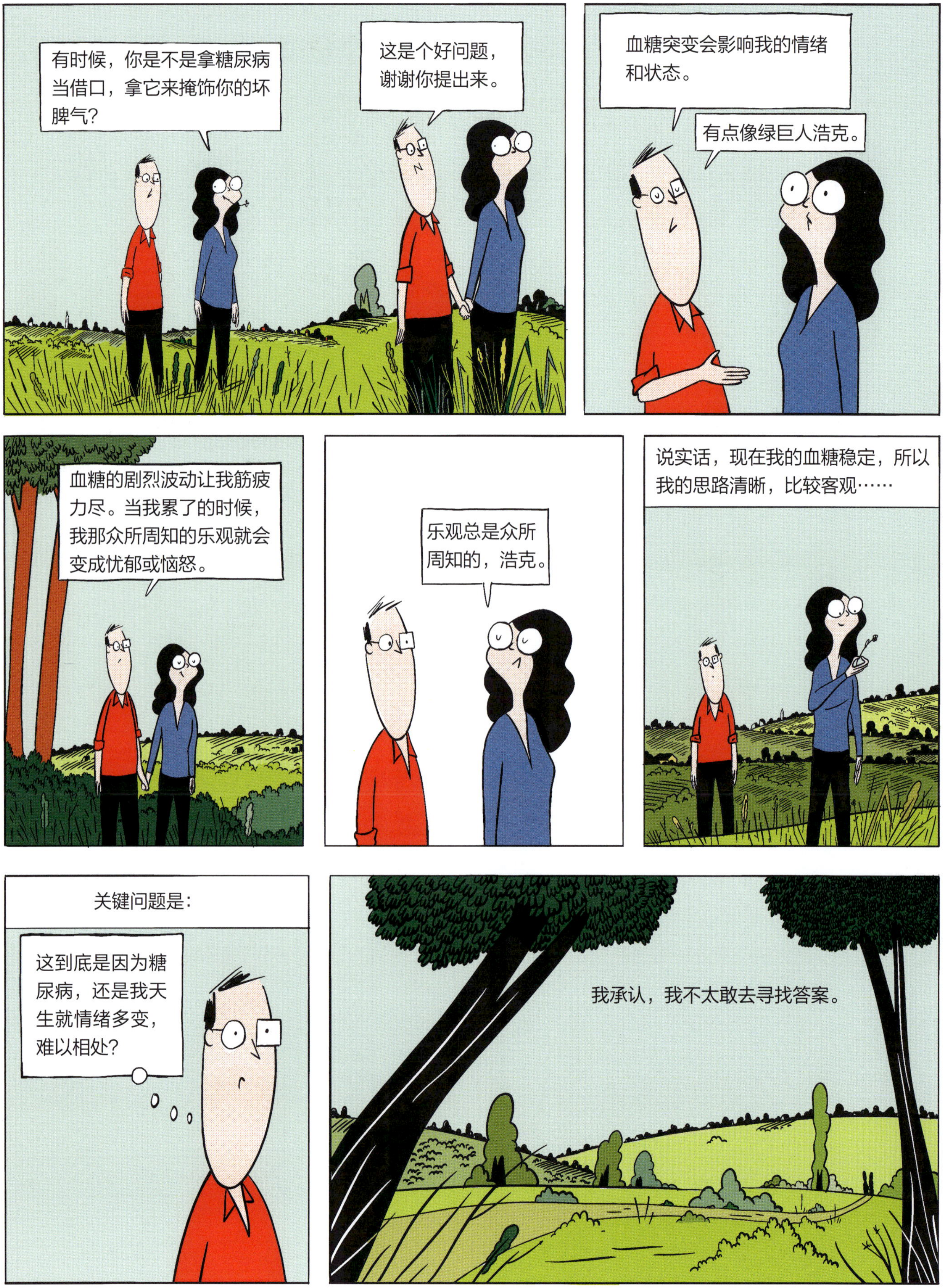
有时候，你是不是拿糖尿病当借口，拿它来掩饰你的坏脾气？
这是个好问题，谢谢你提出来。
血糖突变会影响我的情绪和状态。
有点像绿巨人浩克。
血糖的剧烈波动让我筋疲力尽。当我累了的时候，我那众所周知的乐观就会变成忧郁或恼怒。
乐观总是众所周知的，浩克。
说实话，现在我的血糖稳定，所以我的思路清晰，比较客观……
关键问题是：
这到底是因为糖尿病，还是我天生就情绪多变，难以相处？
我承认，我不太敢去寻找答案。

聚焦知识

目前，糖尿病是一种无法治愈的慢性疾病，可能对患者的情绪和心理健康产生许多影响：情绪低落、焦虑、易怒、饮食障碍……患者常常在希望和放弃之间摇摆，还可能经历短暂的抑郁。

更好地与疾病共存的7个秘诀

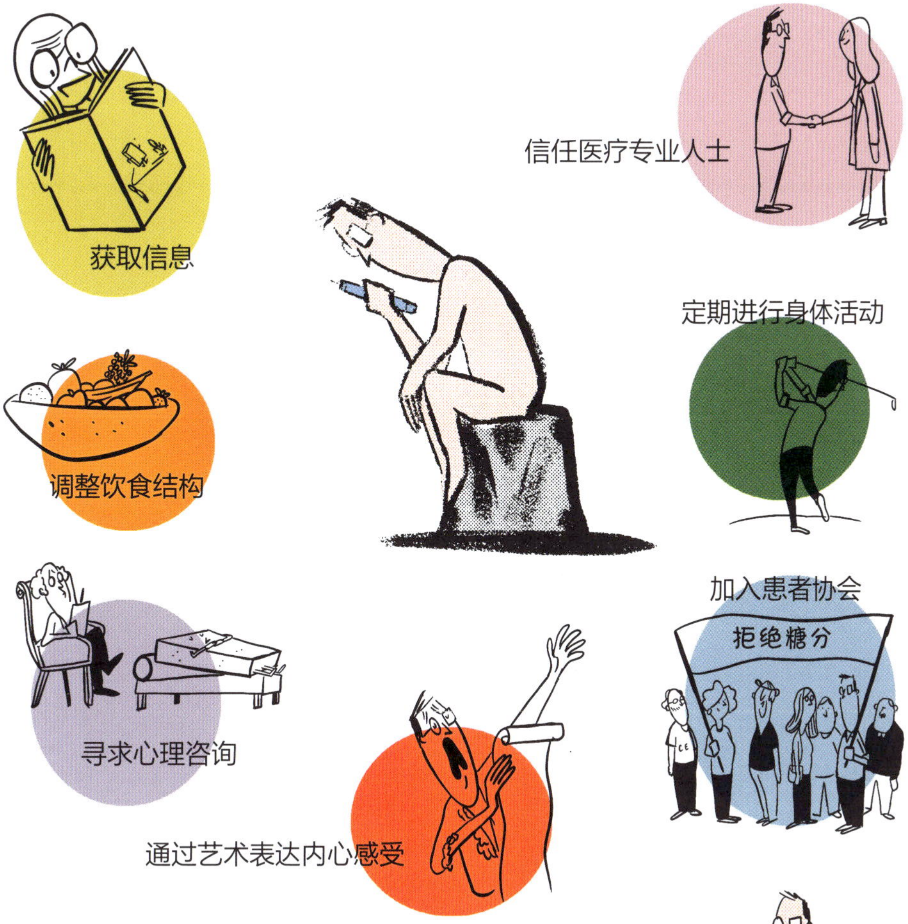
获取信息
信任医疗专业人士
定期进行身体活动
调整饮食结构
加入患者协会
拒绝糖分
寻求心理咨询
通过艺术表达内心感受

最重要的是，接受自己的疾病。既然要与之共度余生，那就尽可能和谐地生活在一起吧！

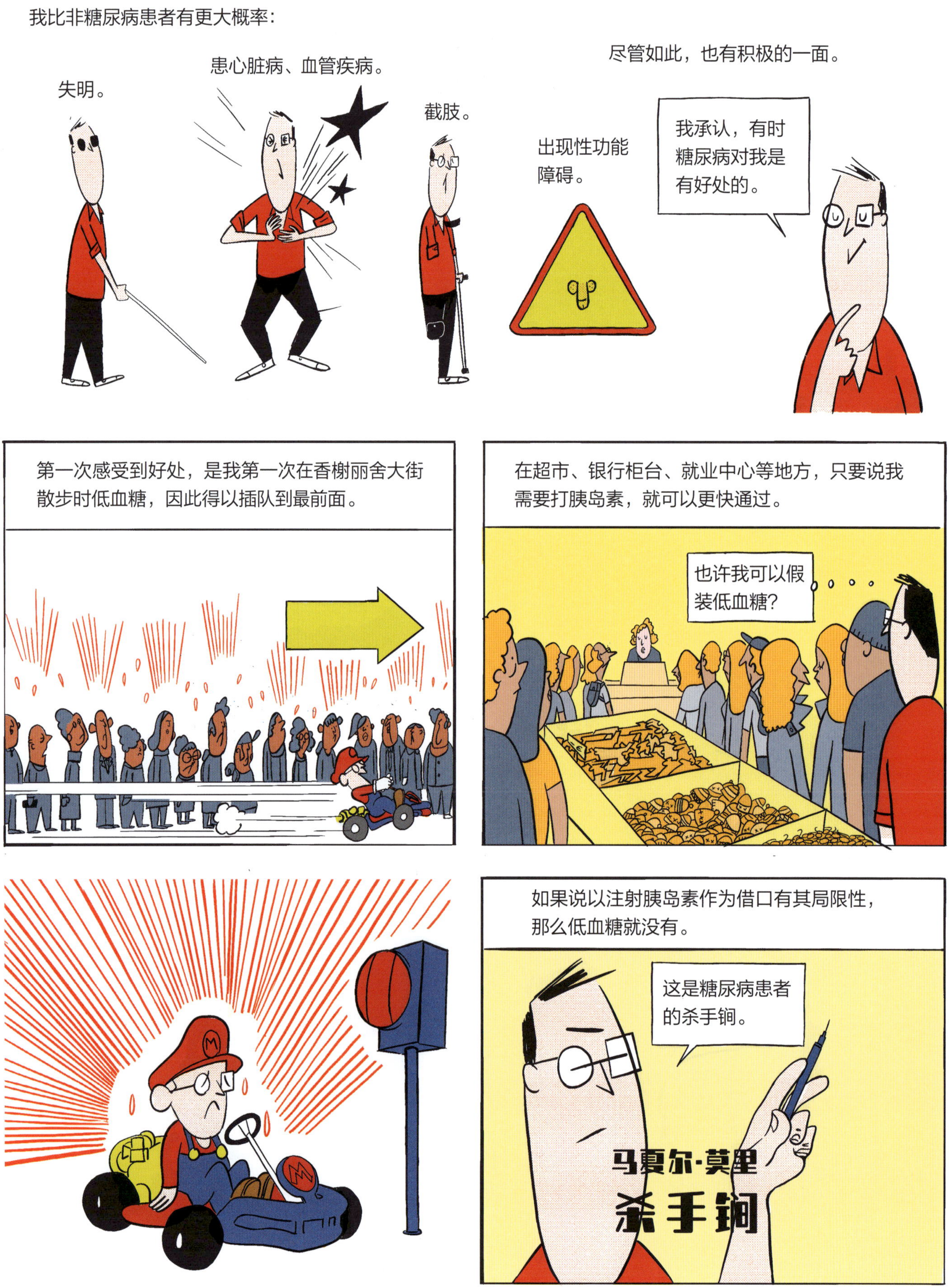
我比非糖尿病患者有更大概率：
失明。
患心脏病、血管疾病。
截肢。
出现性功能障碍。
尽管如此，也有积极的一面。
我承认，有时糖尿病对我是有好处的。
第一次感受到好处，是我第一次在香榭丽舍大街散步时低血糖，因此得以插队到最前面。
在超市、银行柜台、就业中心等地方，只要说我需要打胰岛素，就可以更快通过。
也许我可以假装低血糖？
如果说以注射胰岛素作为借口有其局限性，那么低血糖就没有。
这是糖尿病患者的杀手锏。
马夏尔·莫里
杀手锏

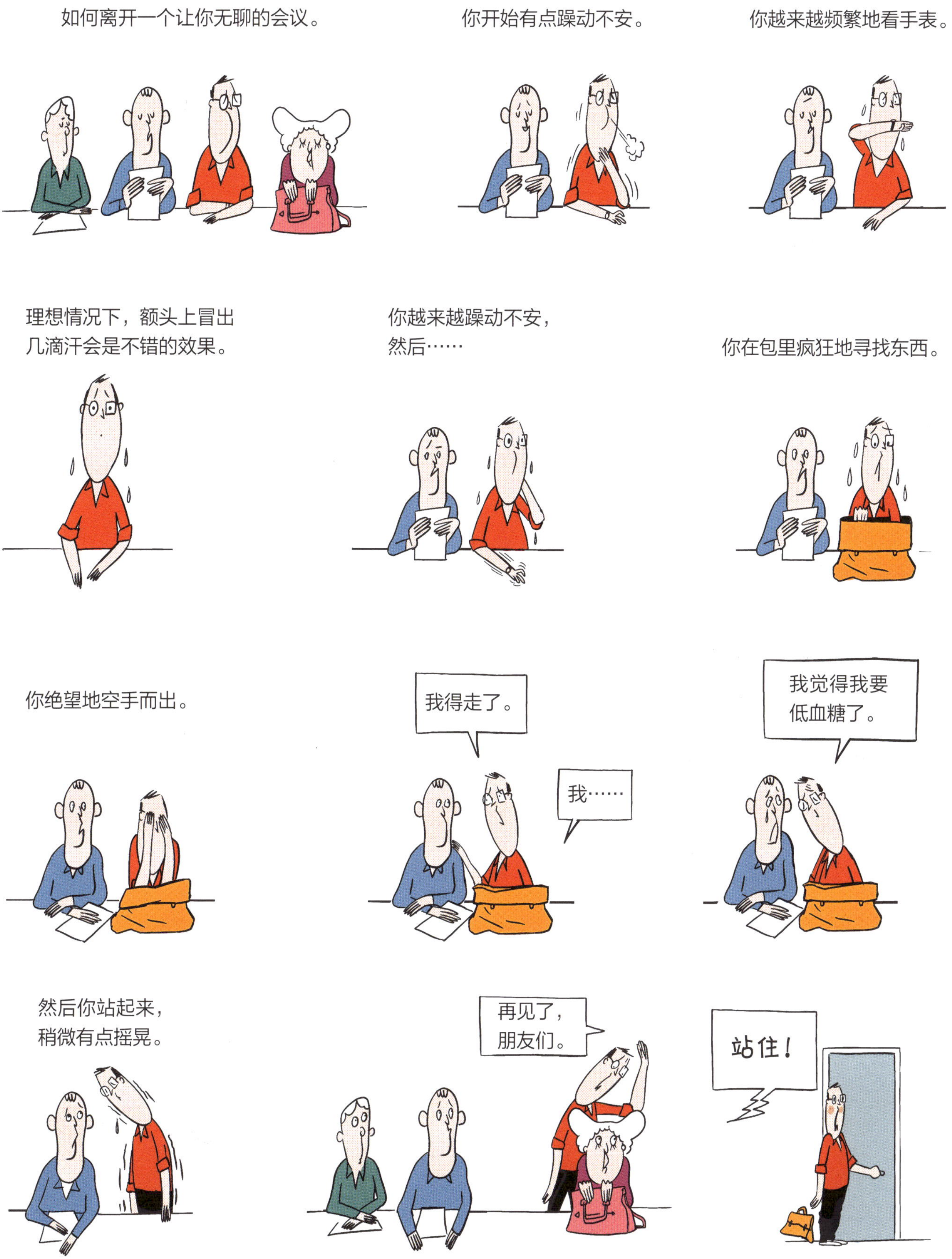
如何离开一个让你无聊的会议。
你开始有点躁动不安。
你越来越频繁地看手表。
理想情况下，额头上冒出几滴汗会是不错的效果。
你越来越躁动不安，然后……
你在包里疯狂地寻找东西。
你绝望地空手而出。
我得走了。
我……
我觉得我要低血糖了。
然后你站起来，稍微有点摇晃。
再见了，朋友们。
站住！

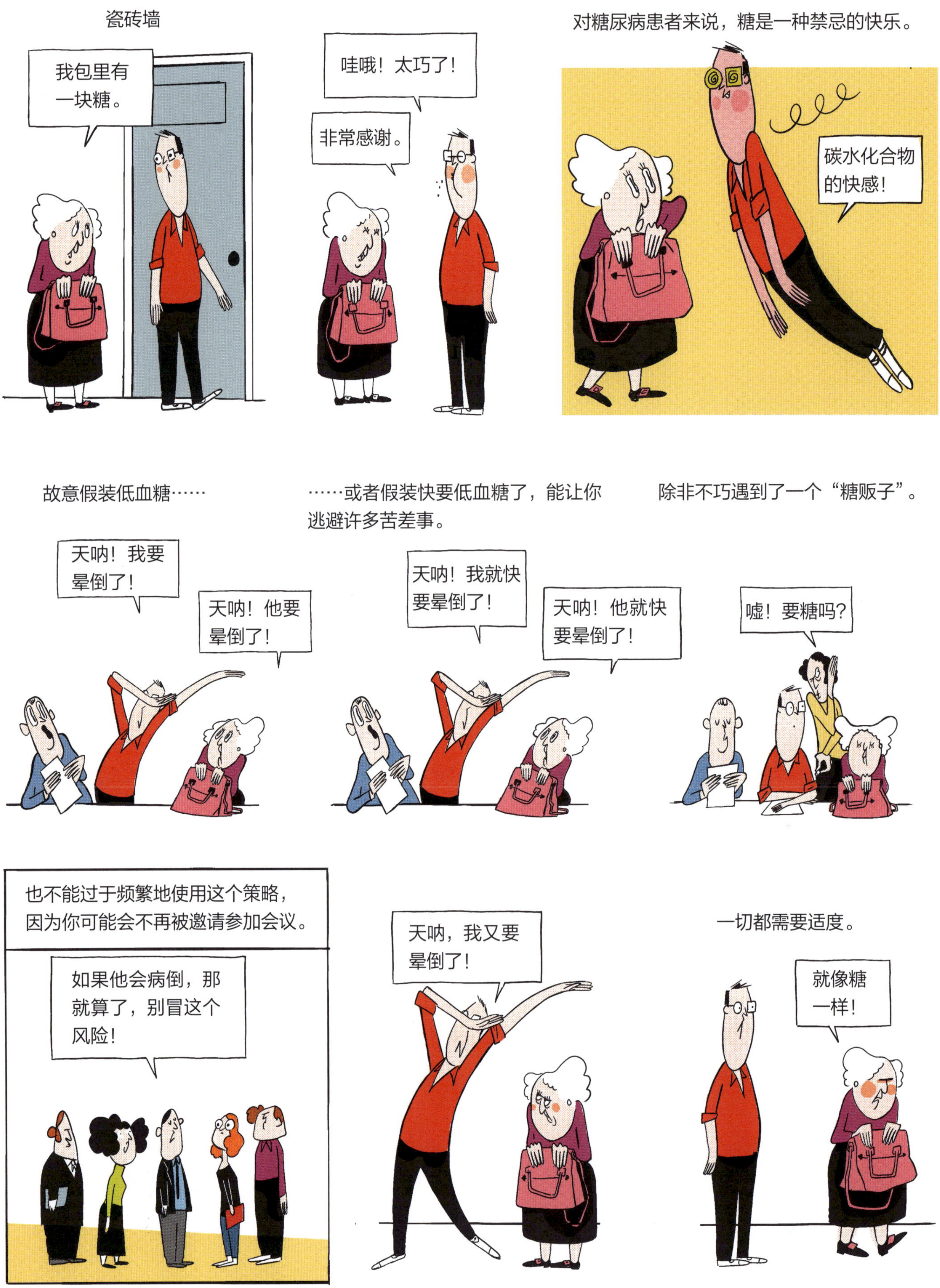
瓷砖墙
我包里有一块糖。
哇哦！太巧了！
非常感谢。
对糖尿病患者来说，糖是一种禁忌的快乐。
碳水化合物的快感！
故意假装低血糖……
天呐！我要晕倒了！
天呐！他要晕倒了！
……或者假装快要低血糖了，能让你逃避许多苦差事。
天呐！我就快要晕倒了！
天呐！他就快要晕倒了！
除非不巧遇到了一个“糖贩子”。
嘘！要糖吗？
也不能过于频繁地使用这个策略，因为你可能会不再被邀请参加会议。
如果他会病倒，那就算了，别冒这个风险！
天呐，我又要晕倒了！
一切都需要适度。
就像糖一样！

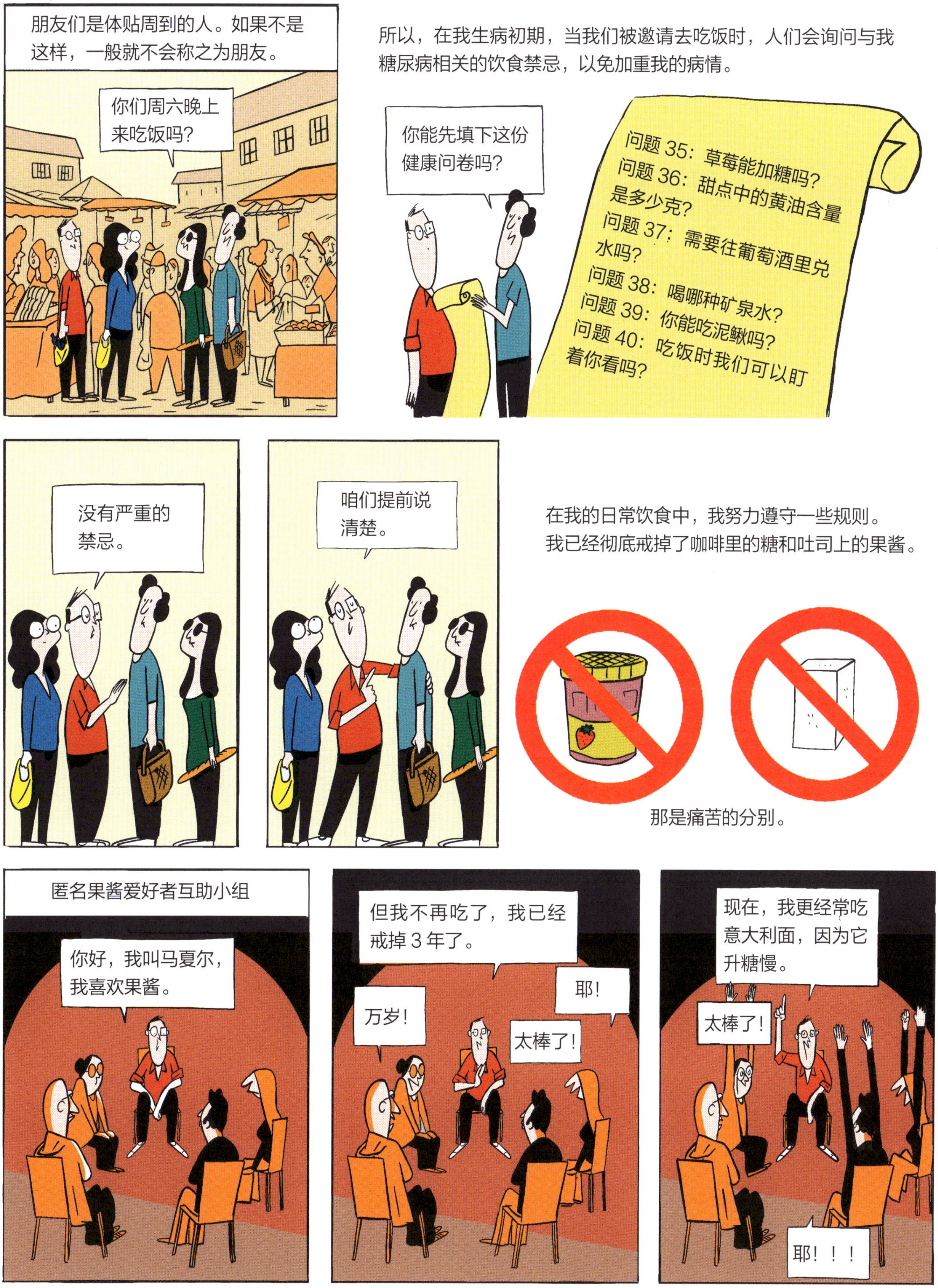
朋友们是体贴周到的人。如果不是这样，一般就不会称之为朋友。
你们周六晚上来吃饭吗？
所以，在我生病初期，当我们被邀请去吃饭时，人们会询问与我糖尿病相关的饮食禁忌，以免加重我的病情。
你能先填下这份健康问卷吗？
问题 35：草莓能加糖吗？
问题 36：甜点中的黄油含量是多少克？
问题 37：需要往葡萄酒里兑水吗？
问题 38：喝哪种矿泉水？
问题 39：你能吃泥鳅吗？
问题 40：吃饭时我们可以盯着你看吗？
没有严重的禁忌。
咱们提前说清楚。
在我的日常饮食中，我努力遵守一些规则。
我已经彻底戒掉了咖啡里的糖和吐司上的果酱。
那是痛苦的分别。
匿名果酱爱好者互助小组
你好，我叫马夏尔，我喜欢果酱。
但我不再吃了，我已经戒掉 3 年了。
万岁！
耶！
太棒了！
现在，我更经常吃意大利面，因为它升糖慢。
太棒了！
耶！！！

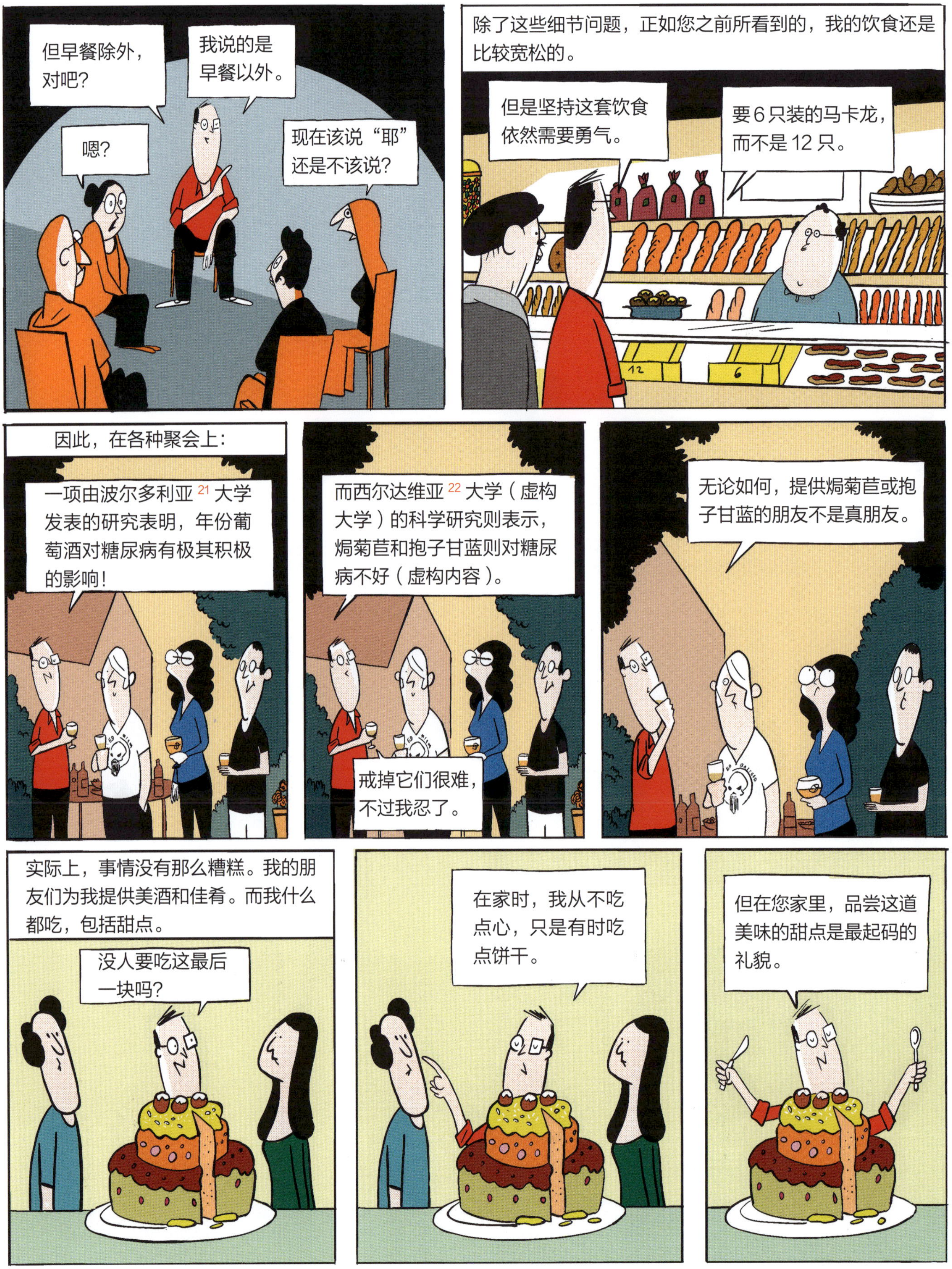
但早餐除外，对吧？
我说的是早餐以外。
嗯？
现在该说“耶”还是不该说？
除了这些细节问题，正如您之前所看到的，我的饮食还是比较宽松的。
但是坚持这套饮食依然需要勇气。
要6只装的马卡龙，而不是12只。
因此，在各种聚会上：
一项由波尔多利亚[21]大学发表的研究表明，年份葡萄酒对糖尿病有极其积极的影响！
而西尔达维亚[22]大学（虚构大学）的科学研究则表示，焗菊苣和抱子甘蓝则对糖尿病不好（虚构内容）。
戒掉它们很难，不过我忍了。
无论如何，提供焗菊苣或抱子甘蓝的朋友不是真朋友。
实际上，事情没有那么糟糕。我的朋友们为我提供美酒和佳肴。而我什么都吃，包括甜点。
没人要吃这最后一块吗？
在家时，我从不吃点心，只是有时吃点饼干。
但在您家里，品尝这道美味的甜点是最起码的礼貌。

对于特别的饭局，违规才是常态。“我以后会注意的，从明天开始。”

21 译者注：比利时漫画家埃尔热创作的漫画《丁丁历险记》中的一个虚构国家。

22 译者注：《丁丁历险记》中的另一个虚构国家。

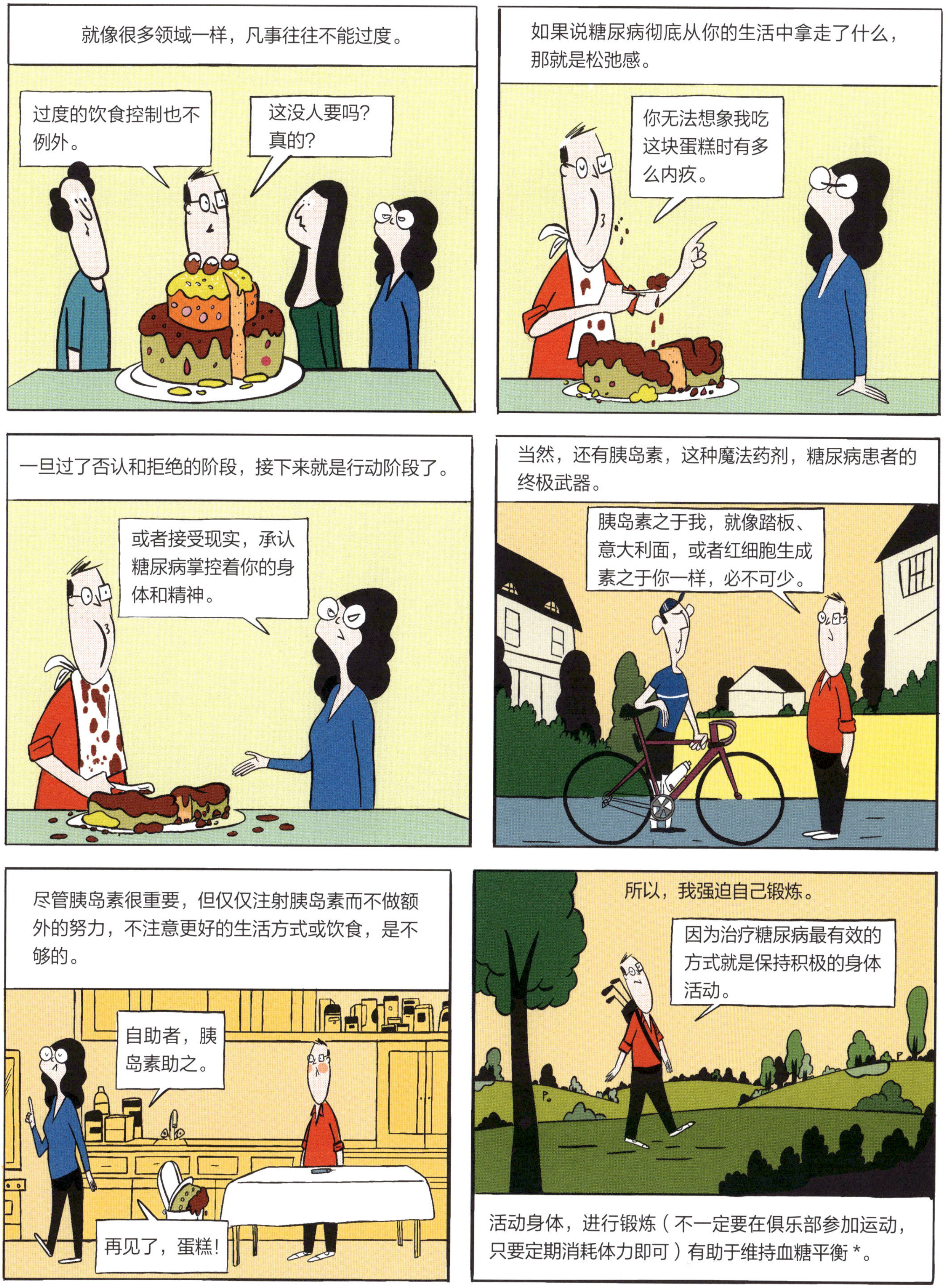
就像很多领域一样，凡事往往不能过度。
过度的饮食控制也不例外。
这没人要吗？真的？
如果说糖尿病彻底从你的生活中拿走了什么，那就是松弛感。
你无法想象我吃这块蛋糕时有多么内疚。
一旦过了否认和拒绝的阶段，接下来就是行动阶段了。
或者接受现实，承认糖尿病掌控着你的身体和精神。
当然，还有胰岛素，这种魔法药剂，糖尿病患者的终极武器。
胰岛素之于我，就像踏板、意大利面，或者红细胞生成素之于你一样，必不可少。
尽管胰岛素很重要，但仅仅注射胰岛素而不做额外的努力，不注意更好的生活方式或饮食，是不够的。
自助者，胰岛素助之。
再见了，蛋糕！
所以，我强迫自己锻炼。
因为治疗糖尿病最有效的方式就是保持积极的身体活动。
活动身体，进行锻炼（不一定要在俱乐部参加运动，只要定期消耗体力即可）有助于维持血糖平衡*。

* 来源：法国糖尿病学会网站。

我很幸运，是个家庭主夫。

出于父亲的职责，我每天都会送孩子们去上小学，
有时甚至一天送好几次，因为他们不在学校食堂吃饭。

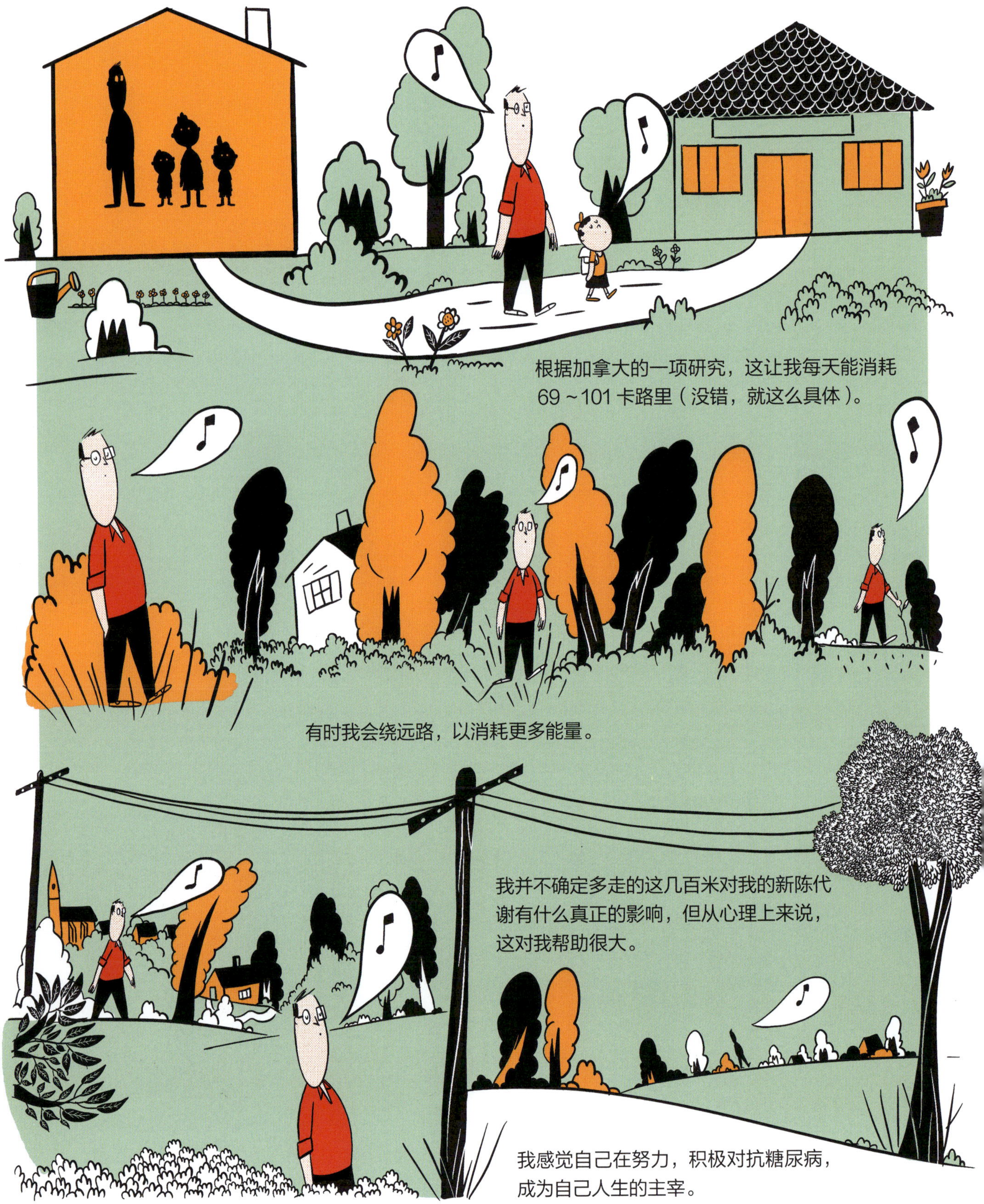
根据加拿大的一项研究，这让我每天能消耗
69～101 卡路里（没错，就这么具体）。
有时我会绕远路，以消耗更多能量。
我并不确定多走的这几百米对我的新陈代
谢有什么真正的影响，但从心理上来说，
这对我帮助很大。
我感觉自己在努力，积极对抗糖尿病，
成为自己人生的主宰。

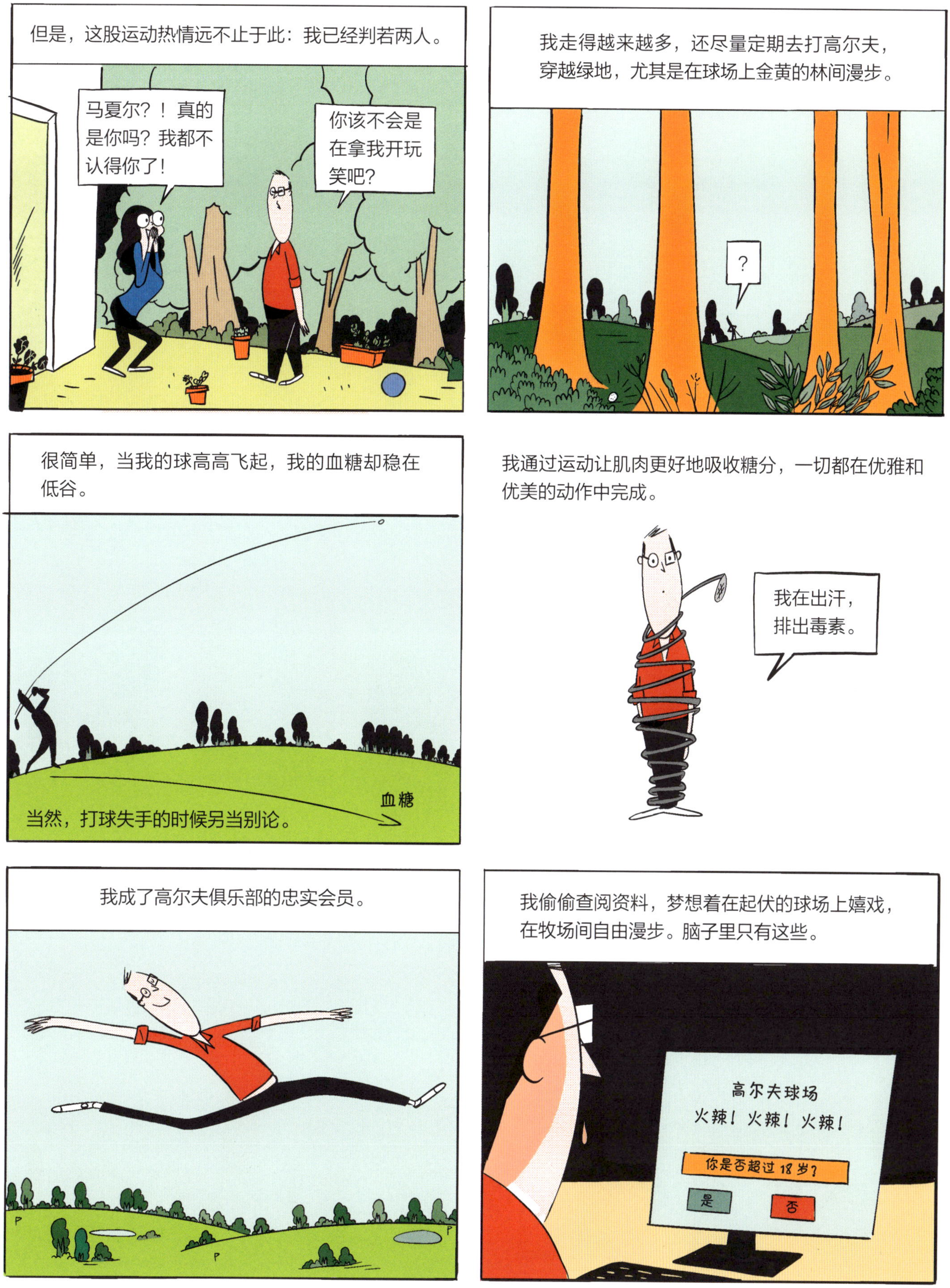
但是，这股运动热情远不止于此：我已经判若两人。
马夏尔？！真的是你吗？我都不认得你了！
你该不会是在拿我开玩笑吧？
我走得越来越多，还尽量定期去打高尔夫，穿越绿地，尤其是在球场上金黄的林间漫步。
?
很简单，当我的球高高飞起，我的血糖却稳在低谷。
血糖
当然，打球失手的时候另当别论。
我通过运动让肌肉更好地吸收糖分，一切都在优雅和优美的动作中完成。
我在出汗，排出毒素。
我成了高尔夫俱乐部的忠实会员。
我偷偷查阅资料，梦想着在起伏的球场上嬉戏，在牧场间自由漫步。脑子里只有这些。
高尔夫球场
火辣！火辣！火辣！
你是否超过18岁？
是
否

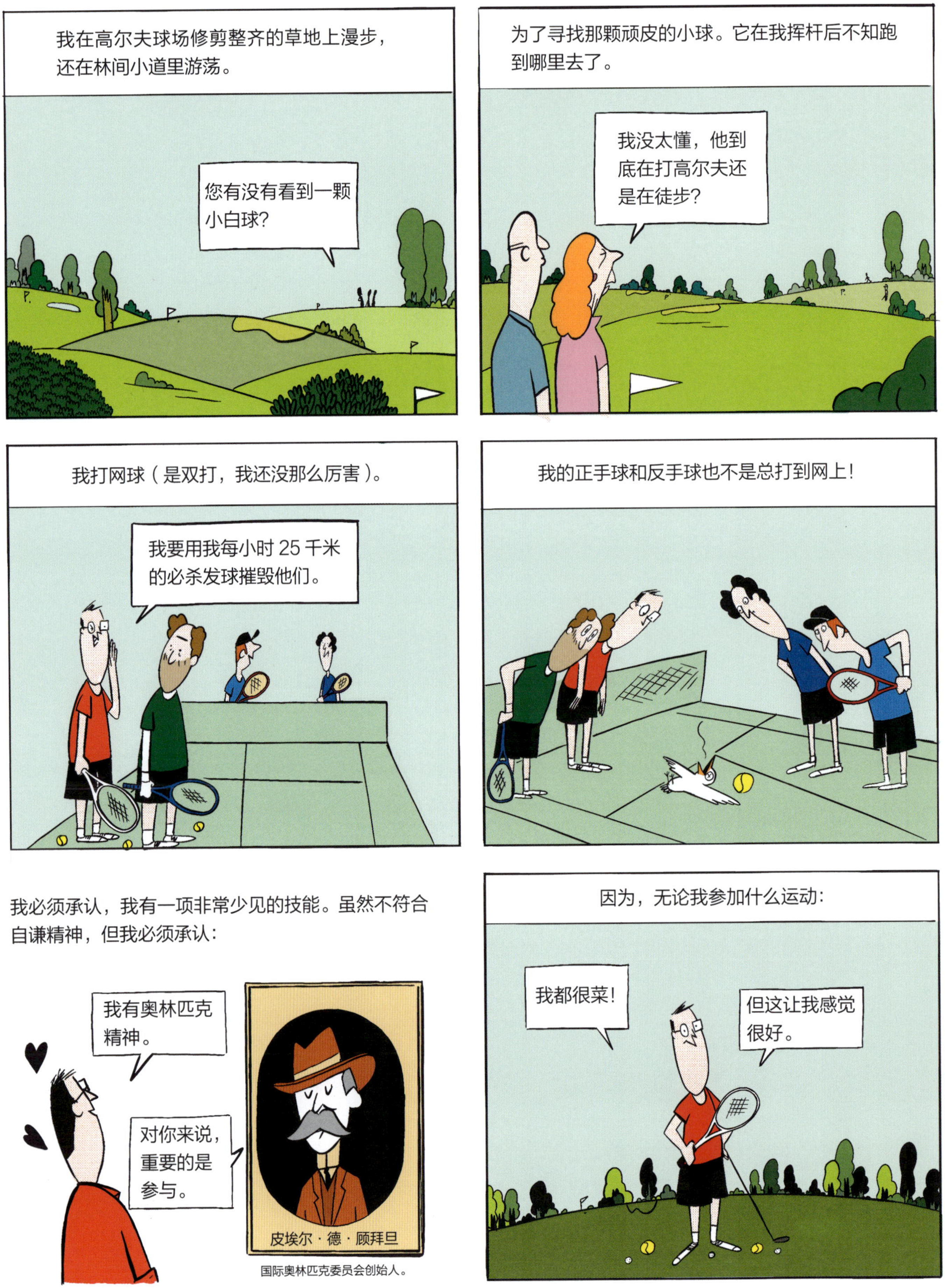
我在高尔夫球场修剪整齐的草地上漫步，
还在林间小道里游荡。
您有没有看到一颗
小白球？
为了寻找那颗顽皮的小球。它在我挥杆后不知跑
到哪里去了。
我没太懂，他到
底在打高尔夫还
是在徒步？
我打网球（是双打，我还没那么厉害）。
我要用我每小时 25 千米
的必杀发球摧毁他们。
我的正手球和反手球也不是总打到网上！
我必须承认，我有一项非常少见的技能。虽然不符合
自谦精神，但我必须承认：
我有奥林匹克
精神。
对你来说，
重要的是
参与。
皮埃尔·德·顾拜旦
国际奥林匹克委员会创始人。
因为，无论我参加什么运动：
我都很菜！
但这让我感觉
很好。

聚焦知识

患有 1 型糖尿病的人依然可以进行高水平运动。

亚历山大 · 兹维列夫，2020 年美国网球公开赛亚军，使用胰岛素泵，并在比赛期间监测血糖以避免并发症。

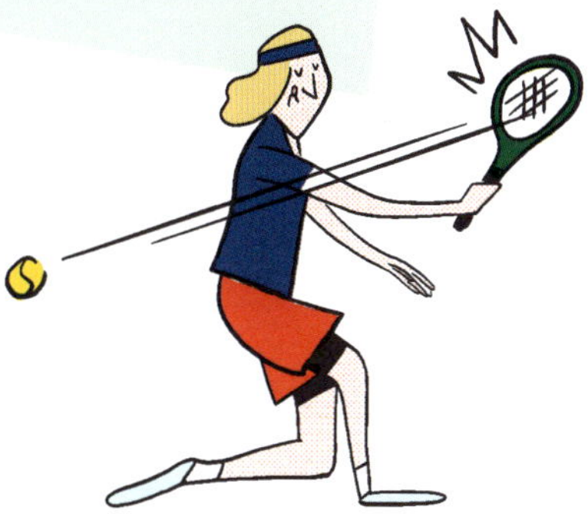

卡斯帕 · 多尔贝格，尼斯足球俱乐部前锋，2021 年 24 岁时被诊断为 1 型糖尿病。

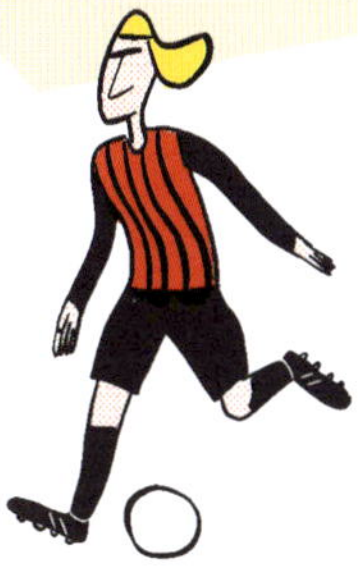

阿莉兹 · 阿吉耶，2014 年和 2016 年空手道世界冠军。

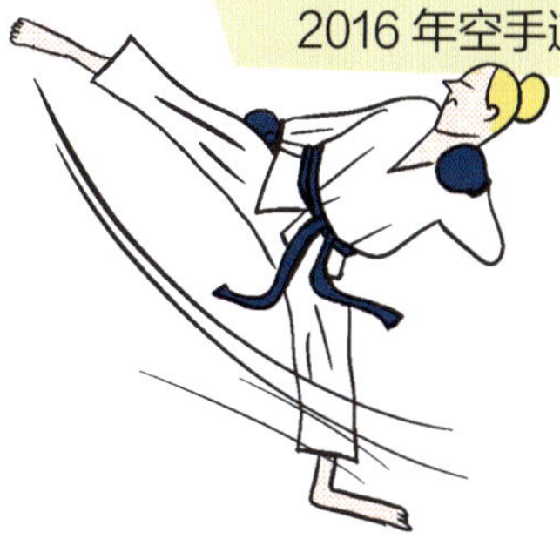

约安 · 库尔，前卡昂足球俱乐部职业球员。

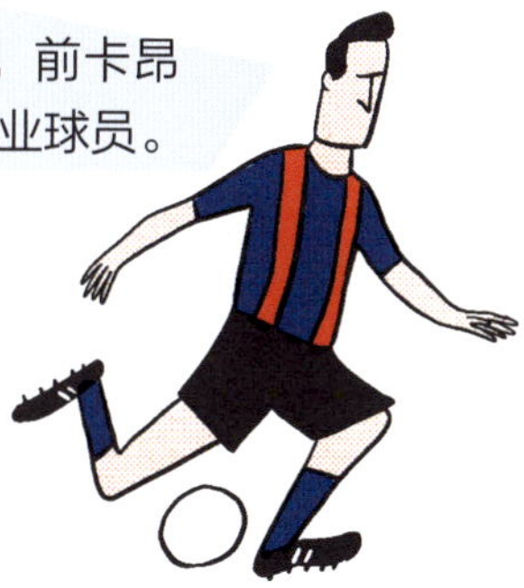

鲍比 · 克拉克，史上最优秀的冰球运动员之一。

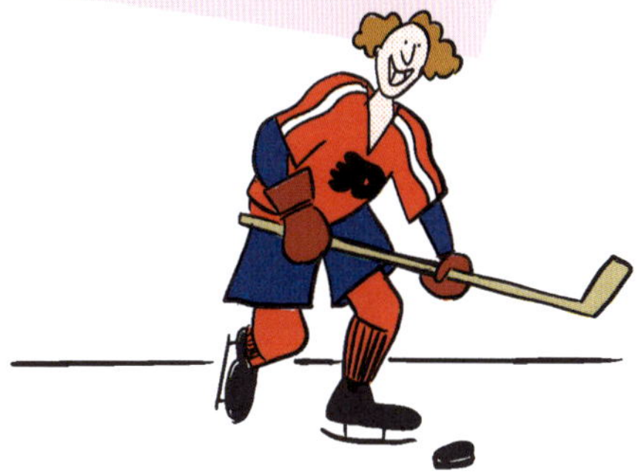

小加里 · 霍尔，第一位参加奥运会的1型糖尿病运动员（不限项目）。

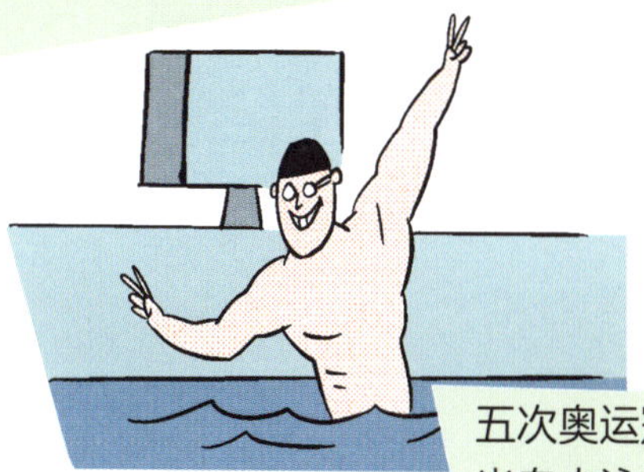

五次奥运冠军，并在世锦赛 4×100 米自由泳接力中 3 次获得冠军。

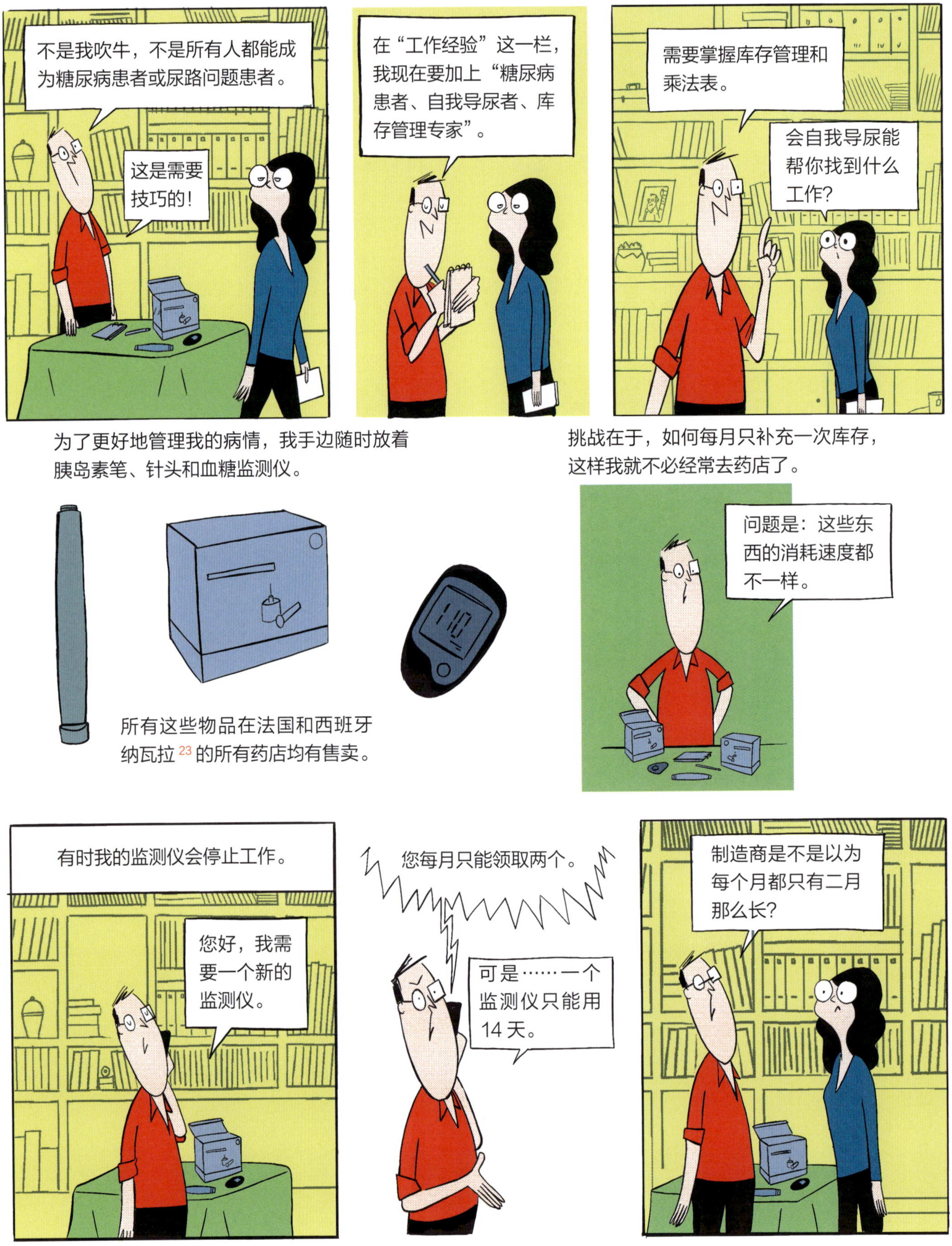
不是我吹牛，不是所有人都能成为糖尿病患者或尿路问题患者。
这是需要技巧的！
在“工作经验”这一栏，我现在要加上“糖尿病患者、自我导尿者、库存管理专家”。
需要掌握库存管理和乘法表。
会自我导尿能帮你找到什么工作？
为了更好地管理我的病情，我手边随时放着胰岛素笔、针头和血糖监测仪。
挑战在于，如何每月只补充一次库存，这样我就不必经常去药店了。
110
所有这些物品在法国和西班牙纳瓦拉[23]的所有药店均有售卖。
问题是：这些东西的消耗速度都不一样。
有时我的监测仪会停止工作。
您好，我需要一个新的监测仪。
您每月只能领取两个。
可是……一个监测仪只能用14天。
制造商是不是以为每个月都只有二月那么长？

23 译者注：纳瓦拉是西班牙北部的一个自治区。纳瓦拉在历史上曾是独立王国，后划分为上纳瓦拉和下纳瓦拉。1512年，上纳瓦拉并入西班牙。1589年，由于纳瓦拉国王（亨利·德·波旁）继承法国王位，下纳瓦拉并入法国。

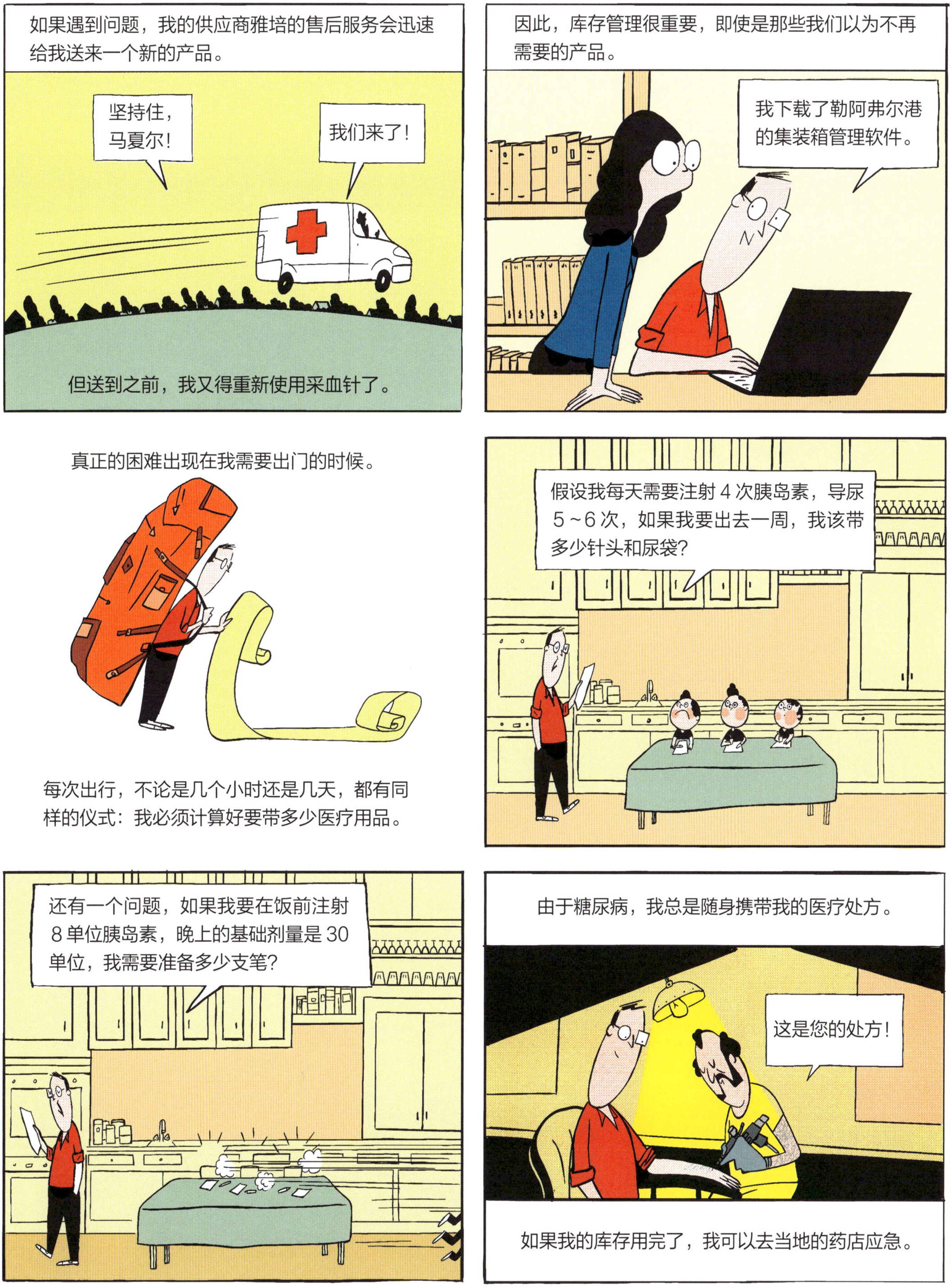
如果遇到问题，我的供应商雅培的售后服务会迅速给我送来一个新的产品。
坚持住，马夏尔！
我们来了！
但送到之前，我又得重新使用采血针了。
因此，库存管理很重要，即使是那些我们以为不再需要的产品。
我下载了勒阿弗尔港的集装箱管理软件。
真正的困难出现在我需要出门的时候。
每次出行，不论是几个小时还是几天，都有同样的仪式：我必须计算好要带多少医疗用品。
假设我每天需要注射 4 次胰岛素，导尿 5～6 次，如果我要出去一周，我该带多少针头和尿袋？
还有一个问题，如果我要在饭前注射 8 单位胰岛素，晚上的基础剂量是 30 单位，我需要准备多少支笔？
由于糖尿病，我总是随身携带我的医疗处方。
这是您的处方！
如果我的库存用完了，我可以去当地的药店应急。

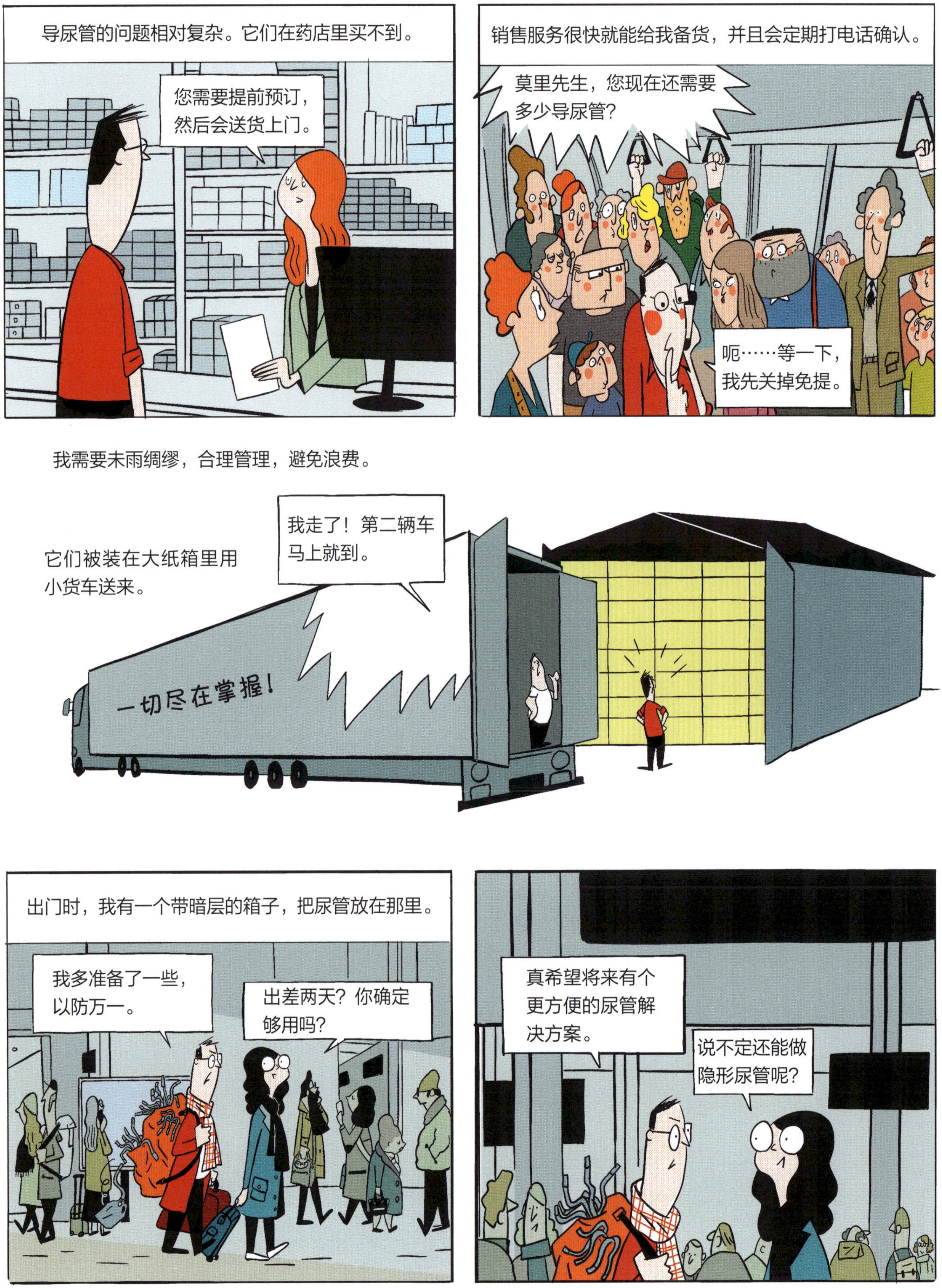
导尿管的问题相对复杂。它们在药店里买不到。
您需要提前预订，然后会送货上门。
销售服务很快就能给我备货，并且会定期打电话确认。
莫里先生，您现在还需要多少导尿管？
呃……等一下，我先关掉免提。
我需要未雨绸缪，合理管理，避免浪费。
它们被装在大纸箱里用小货车送来。
我走了！第二辆车马上就到。
一切尽在掌握！
出门时，我有一个带暗层的箱子，把尿管放在那里。
我多准备了一些，以防万一。
出差两天？你确定够用吗？
真希望将来有个更方便的尿管解决方案。
说不定还能做隐形尿管呢？

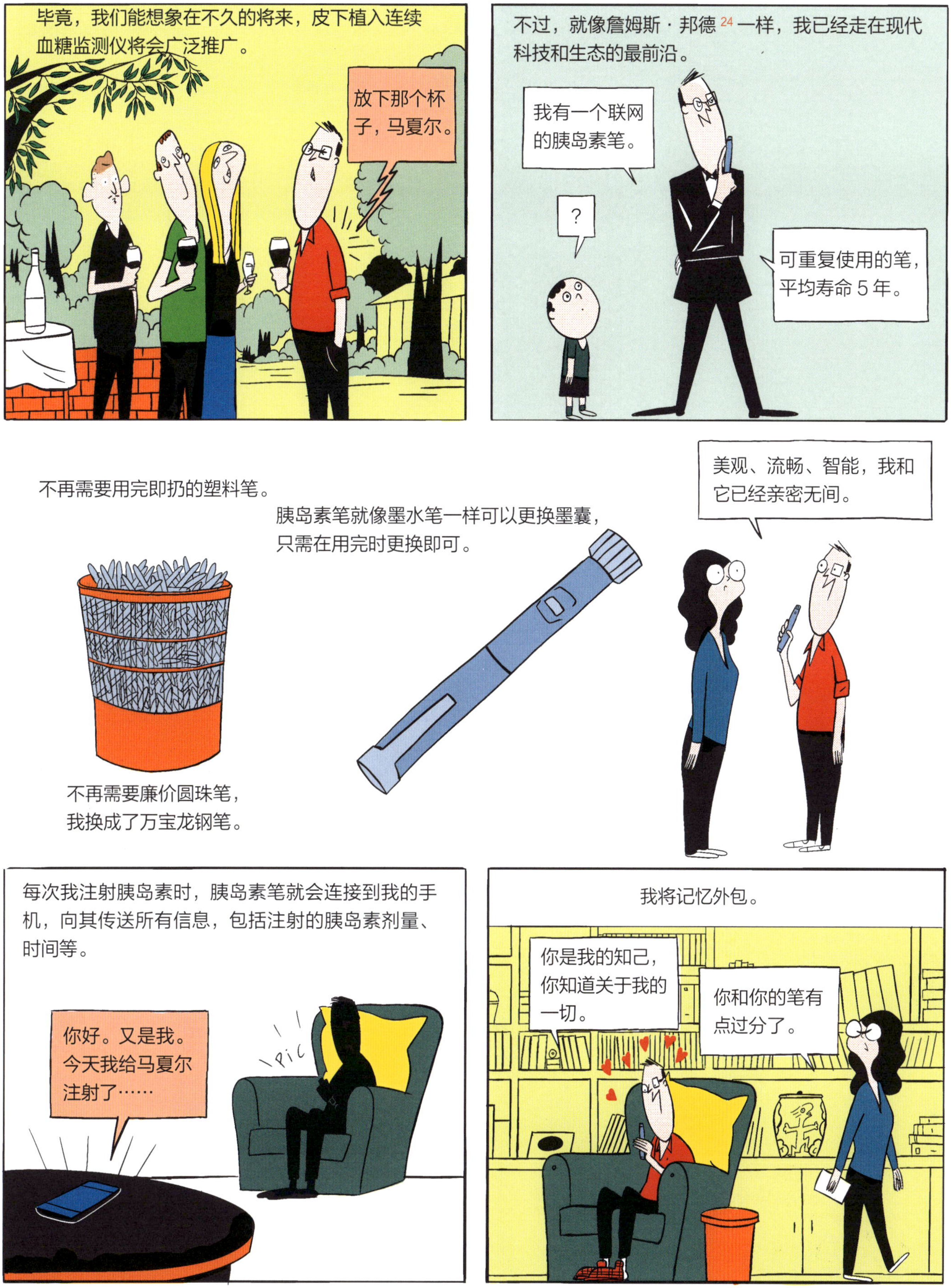
毕竟，我们能想象在不久的将来，皮下植入连续血糖监测仪将会广泛推广。
放下那个杯子，马夏尔。
不过，就像詹姆斯·邦德[24]一样，我已经走在现代科技和生态的最前沿。
我有一个联网的胰岛素笔。
?
可重复使用的笔，平均寿命 5 年。
不再需要用完即扔的塑料笔。
不再需要廉价圆珠笔，我换成了万宝龙钢笔。
胰岛素笔就像墨水笔一样可以更换墨囊，只需在用完时更换即可。
美观、流畅、智能，我和它已经亲密无间。
每次我注射胰岛素时，胰岛素笔就会连接到我的手机，向其传送所有信息，包括注射的胰岛素剂量、时间等。
你好。又是我。今天我给马夏尔注射了……
PiC
我将记忆外包。
你是我的知己，你知道关于我的一切。
你和你的笔有点过分了。

24 译者注：英国作家伊恩·弗莱明创作的系列小说中的主角，就职于军情六处，代号007。此系列后被改编成007系列电影。

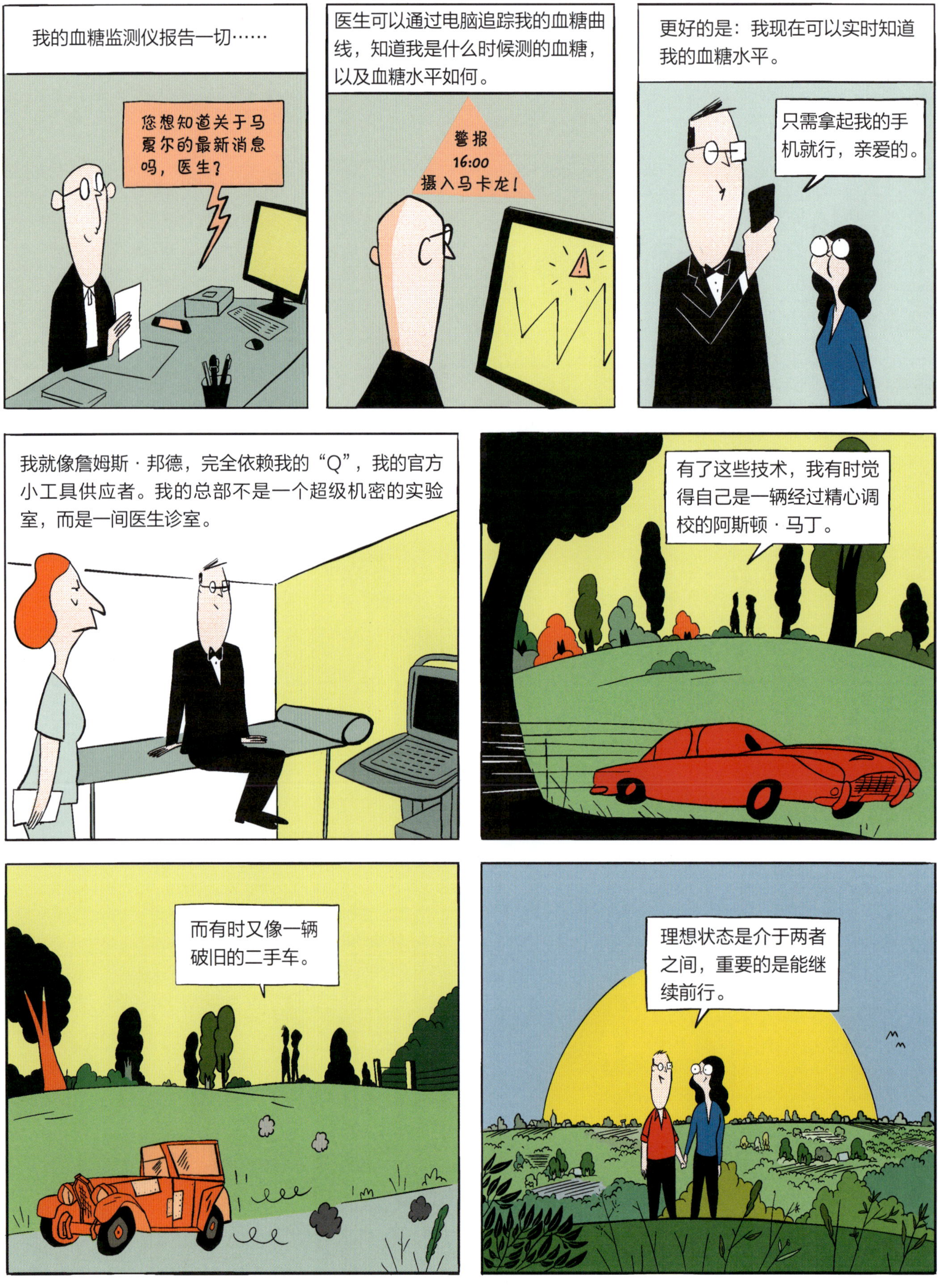
我的血糖监测仪报告一切……
您想知道关于马夏尔的最新消息吗，医生？
医生可以通过电脑追踪我的血糖曲线，知道我是什么时候测的血糖，以及血糖水平如何。
警报
16:00
摄入马卡龙！
更好的是：我现在可以实时知道我的血糖水平。
只需拿起我的手机就行，亲爱的。
我就像詹姆斯·邦德，完全依赖我的“Q”，我的官方小工具供应者。我的总部不是一个超级机密的实验室，而是一间医生诊室。
有了这些技术，我有时觉得自己是一辆经过精心调校的阿斯顿·马丁。
而有时又像一辆破旧的二手车。
理想状态是介于两者之间，重要的是能继续前行。

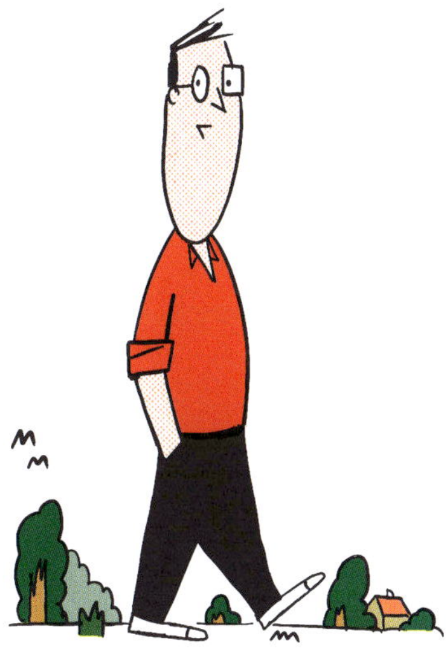

拓展阅读：

雷金纳德 · 阿卢什（Réginald Allouche）博士，《抗糖尿病新方法：如何减少或停止风险》，J' ai Lu 出版社，2023。

克莱尔 · 贝利（Clare Bailey）博士和莎拉 · 申克（Sarah Schenker）博士，《抗糖尿病新食谱》，Leduc. S 出版社，2017。

玛蒂尔德 · 杰拉德（Mathilde Gérard）和德尔菲娜 · 鲁科特（Delphine Roucaute），糖尿病：预计 2050 年将有超过 13 亿患者，《世界报》，2023 年 6 月 23 日。

马克 · 戈兹兰（Marc Gozlan），糖尿病：首批用胰岛素治疗的患者感人故事，生物医学现实博客，《世界报》网站，2021 年 11 月 13 日。

杰西 · 因乔斯佩（Jessie Inchauspé），《启动你的葡萄糖革命》，Robert Laffont 出版社，2023。

马夏尔 · 莫里（Martial Maury），《糖尿病顽皮小词典》，Grancher 出版社，2013。

埃尔韦 · 莫兰（Herv é Morin）和奥黛丽 · 拉加德克（Audrey Lagadec）（图表），糖尿病：一种生物人工胰腺在小鼠中的测试，《世界报》，2023 年 10 月 6 日。

阿尔班 · 奥尔西尼（Alban Orsini），《谢谢这糖尿病！一个糖尿病患者的科学与幽默日志》，Hugo Poche 出版社，2022。

帕斯卡尔 · 桑蒂（Pascale Santi），体育锻炼对抗糖尿病效果显著，即使在有遗传风险的情况下，《世界报》，2023 年 6 月 13 日。

特刊《糖，如何戒掉》，《60 百万消费者》，2023 年 1—2 月。

糖尿病：21 世纪的决定性疾病，《柳叶刀》杂志，401 卷，2023 年 6 月 24 日。

致谢

我要特别感谢编辑阿涅斯·维达利和玛丽－皮埃尔·加罗对我的信任和极大的耐心；感谢合著者马夏尔·莫里，没有他，这段历程将无法成行，他完美地教授了我自嘲的艺术；以及让－克里斯托夫·马祖里，这位令我敬佩的插画家，他的画作既富有诗意又充满幽默；还要感谢波尔多大学医院的泌尿外科医生埃里克·阿莱兹拉博士的专业意见。

我将这部由三人合作创作的图画小说献给我的亲友和糖尿病患者们。我希望它能为他们，以及全球的 5.29 亿糖尿病患者，在有时艰难的日常生活中带来片刻轻松，并希望他们能从中获得跟我一样的乐趣。

弗洛朗丝·海因伯格

感谢索菲亚和艾米莉，没有她们，我的糖尿病生活会截然不同，坦白地说，会少些舒适。也感谢曾经或正在照顾我的各个医疗团队。每次接触的都是充满善意和同理心的人们，几乎让我觉得患有慢性疾病可能也是一种幸运。

感谢阿涅斯和玛丽－皮埃尔相信这个项目。

最感谢的，是我的家人，他们在我精神状态和身体情况的各个阶段都一直支持我。

感谢糖尿病，让我有机会创作这本漫画并经历这段冒险？也许吧……

马夏尔·莫里

感谢阿涅斯·维达利、玛丽－皮埃尔·加罗和理查德·加西亚。阿黛尔，这本书献给你。

让－克里斯托夫·马祖里